Demenz – Land des Vergessens

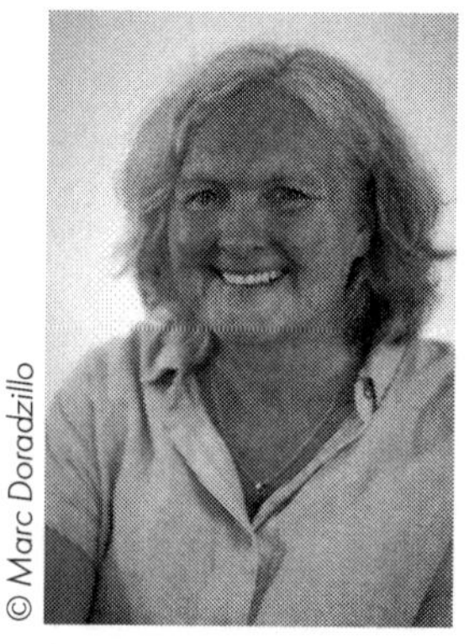
© Marc Doradzillo

Rita Lamm, geb. 1966, ist Krankenschwester, Erlebnispädagogin, Mediatorin und Autorin. Seit 2017 betreut sie Menschen mit Demenz in verschiedenen Einrichtungen. Sie begleitete über viele Jahre ihren an Demenz erkrankten Vater.

Rita Lamm

Demenz – Land des Vergessens

Ein literarischer Erfahrungsbericht

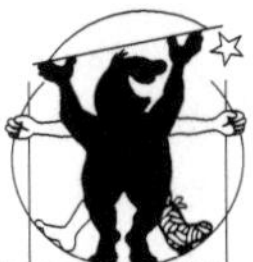

Mabuse-Verlag
Frankfurt am Main

Bibliografische Information der Deutschen Nationalbibliothek

Die Deutsche Nationalbibliothek verzeichnet diese Publikation in der Deutschen Nationalbibliografie; detaillierte bibliografische Daten sind im Internet über http://dnb.dnb.de abrufbar.

Informationen zu unserem gesamten Programm, unseren Autor:innen und zum Verlag finden Sie unter: www.mabuse-verlag.de.

Wenn Sie unseren Newsletter zu aktuellen Neuerscheinungen und anderen Neuigkeiten abonnieren möchten, schicken Sie einfach eine E-Mail mit dem Vermerk „Newsletter“ an: online@mabuse-verlag.de.

Kasseler Str. 1 a
60486 Frankfurt am Main
Tel.: 069-70 79 96-13
Fax: 069-70 41 52
verlag@mabuse-verlag.de
www.mabuse-verlag.de
www.facebook.com/mabuseverlag

Projektkoordination: Simone Holz, Pisa,
www.lektorat-redazione-holz.eu/
Korrektorat: Inga Westerteicher, Bielefeld
Satz und Gestaltung: Björn Bordon/MetaLexis, Niedernhausen
Umschlagabbildung: © istockfoto.com/Jorm Sangsorn
Bildbearbeitung: Marion Ullrich, Frankfurt am Main
Druck: SOL Service GmbH, Schrobenhausen

ISBN: 978-3-86321-650-4
Printed in Germany

Inhalt

Für ein solidarisches Gesundheitswesen

Mabuse-Verlag und Mabuse-Buchversand

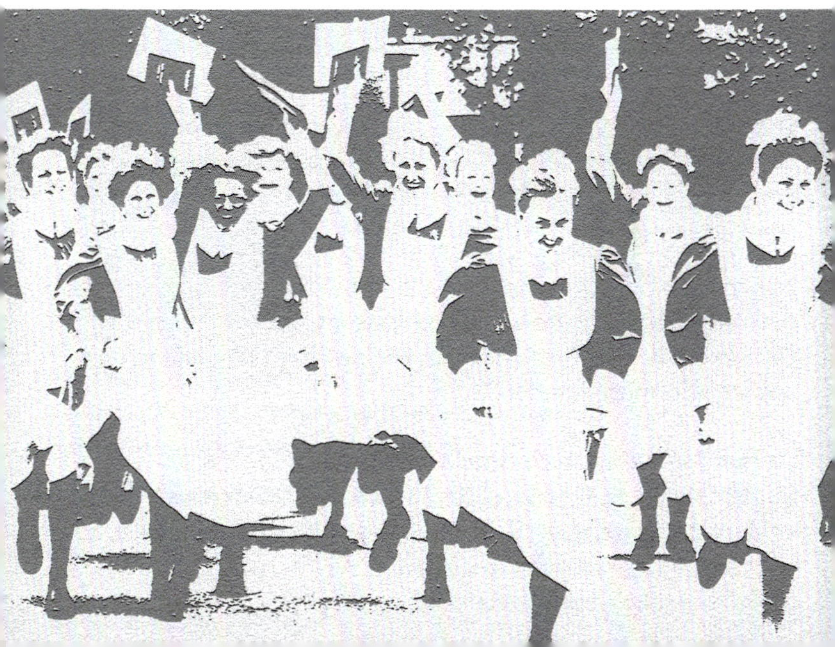

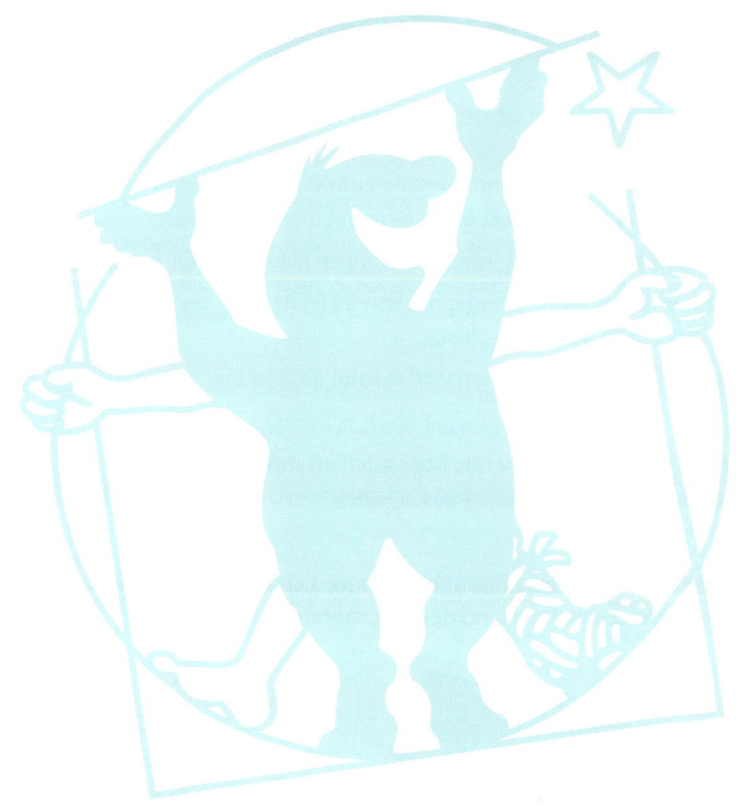

Mabuse-Verlag GmbH
Kasseler Straße 1a
60486 Frankfurt am Main
Tel.: 069-70 79 96-0

info@mabuse-verlag.de
www.mabuse-verlag.de
www.mabuse-buchversand.de
www.facebook.com/mabuseverlag

Kapitel 1: Reisevorbereitungen

Dieses Buch möchte eine Einladung sein

Dieses Buch, das Sie vielleicht gerade in einer Buchhandlung in die Hand genommen haben, möchte eine Einladung sein. Vielleicht kennen Sie jemanden mit Demenz, vielleicht ist in Ihrer Familie, in Ihrem Freundeskreis jemand, der die Diagnose Demenz gestellt bekommen hat, und Sie denken mit gemischten Gefühlen an diesen Menschen und an Ihre Beziehung, an die Zukunft.
Sie fragen sich:
Wie soll ich damit umgehen?
Wie wird es sein, sich immer wieder mit diesem Wissen und der sich verändernden Situation zu begegnen?
Wie gehe ich mit der Ehefrau meines besten Freundes um?
Wie werden die vertrauten gemeinsamen Unternehmungen sich verändern? Sind sie überhaupt noch möglich?
Was kommt da auf uns alle zu?
In Deutschland gibt es zurzeit mehr als 1,6 Millionen Menschen mit Demenz. Laut Bundesgesundheitsministerium erkrankt weltweit alle drei Sekunden ein Mensch an Demenz. So ist es nicht verwunderlich, dass auch Sie früher oder später mit dieser Art von Sein in Berührung kommen.
Mit diesem Buch möchte ich Sie mitnehmen und auf einem besonderen Weg begleiten. Es ist ein Weg in eine Welt, die viele fürchten und vielen ein großes Unbehagen bereitet.

Er ist voller Hindernisse und bringt uns in Situationen, die man nicht unbedingt erleben möchte. Aber wie auf jedem Weg gibt es auch positive Erlebnisse, wie auf jeder Wanderung gibt es auch schöne Aussichten und sonnige und bereichernde Erfahrungen.
Das Thema Demenz ist ein Lebensbereich, mit dem man eher nichts zu tun haben möchte. Aber vielleicht gelingt es Ihnen, eine andere Herangehensweise zu finden. Vielleicht gelingt es Ihnen, mehr zu erfahren über das Wesen der Begegnung zweier Menschen unter diesem Himmel, über das Lachen und das Weinen, das Zusammensein irgendwo zwischen Himmel und Erde. Ich möchte Ihnen von unvergesslichen Momenten erzählen, die sehr berührend waren, und von Begegnungen großer Intensität und Nähe.

Woher ich die Erfahrung habe, um dieses Buch zu schreiben?

Ich war und bin nah dran an dem Thema und ich kann aus einem reichen Fundus von alltäglichen und praxisnahen Erfahrungen schöpfen.
Ich kann aus der Perspektive der betroffenen An- und Zugehörigen erzählen.
Mein Vater litt fast zwölf Jahre lang an einer SAE; eine degenerative Hirnerkrankung, bei der kleinste Blutgefäße „verkalken“ und viele Fähigkeiten zunehmend verloren gehen. Ich begleitete ihn viele Jahre, vom Beginn der Erkrankung mit psychischen Leiden wie Depressionen, Ängsten, Wahnvorstellungen bis hin zu dem sogenannten Immigrieren (dem In-sich-Zurückziehen) und den endlosen Tagen und

Nächten allein in einem Zimmer im Pflegeheim. Als er im Sterben lag, saßen meine Familie und ich eine Woche lang an seinem Bett und waren schließlich um ihn, als er starb.
Mehrere Jahre arbeitete ich als Pflegefachkraft in einer Wohngruppe für Menschen mit Demenz. In dieser intensiven Zeit bekam ich vermutlich nur den Hauch einer Ahnung, wie Menschen mit Demenz sich selbst und andere erleben. Viele der Personen, von denen ich erzählen werde, sind inzwischen verstorben.
Die Zeit, in der ich in der Demenz-WG arbeitete, war für mich eine neue besondere berufliche Herausforderung, aber auch eine neue zwischenmenschliche Erfahrung. Durch die professionelle Sicht auf die Themen Demenz und Altern erfuhr ich einen Perspektivwechsel, der mir sehr half, mit der Erkrankung meines Vaters besser klarzukommen. Es wurde mir möglich, ihn viel mehr so zu lassen, wie er war, ihn da zu lassen, wo er war. Irgendwo zwischen den Welten. Ich konnte seine Situation, seine Form des Seins und das, was es mit uns als Familie machte, viel besser akzeptieren, ja annehmen.
Auf meinen Touren von Haus zu Haus in der häuslichen oder auch ambulanten Pflege sah ich, wie viel Angehörige leisten und wie ihre Liebe, ihre Bereitschaft, sich für die Betroffenen aufzuopfern, sie manchmal langsam und stetig auslaugte. Ich sah, wie sie jede Stunde, Tag und Nacht, rund um die Uhr, über Jahre für ihre Liebsten da waren. Gemeinsam suchten wir nach Wegen, um den Alltag zu gestalten und Freiräume und Erholungsphasen zu schaffen für die Pflegenden. Gemeinsam überlegten wir, wie wir die Möbel umstellen konnten, um Stürze zu vermeiden, um das Zuhause den veränderten Fähigkeiten der Person mit Demenz

anzupassen, damit sie länger zu Hause leben konnten und nicht ins Heim mussten.
Alt sein und alt werden, gebrechlich werden, ist, obwohl wir in einer stark alternden Gesellschaft leben, noch immer ein Tabubereich. Wenn es überhaupt geht, möchte ich den Betroffenen eine Stimme geben. All diesen Menschen, die in Seniorenheimen, Pflegeheimen, Seniorenresidenzen, Altenheimen oder wie die Verwahrungsorte für unsere Eltern und alternden Verwandten noch genannt werden, leben, die sich verloren und alleingelassen und unverstanden fühlen.

Kein klassischer Ratgeber

Dieses Buch soll kein „typischer Ratgeber" mit Regeln von eins bis zehn sein: Wenn dies ist, tue dies usw. Es soll ein Türöffner sein, ein Schlüssel zum Herzen, zum eigenen und zu dem des Gegenübers. Wenn es gelingen würde, die Tür auch nur einen Spalt breit zu öffnen, wäre ich schon sehr froh.
Ich möchte nicht alles, was mit dem Thema Demenz und Alter zu tun hat, schönreden und bunt anmalen. Es soll auch keine Gefühlsduselei sein, wenn ich von berührenden Momenten spreche oder von bewegenden Erlebnissen. Demenz hat so viele Facetten! Ich möchte keine akademische Arbeit verfassen, Menschen mit Demenz darstellen oder gar klassifizieren und die verschiedenen Formen beschreiben. Dies ist in ihrer Vielfältigkeit und durch die persönlichen Schicksale gar nicht möglich.
Viele Seiten des Buches erzählen kleine Geschichten und Gedanken, die sich bildreich aneinanderreihen und mit Leich-

tigkeit gelesen werden können. So kann aus einzelnen Momenten und Begebenheiten ein Gesamtbild, ein Mosaik zusammenwachsen, und man kann sich in vielem wiederfinden. Mein Wunsch wäre es, dass Sie sich etwas verstanden, getröstet und gestärkt fühlen.
Auch möchte ich über meine Kolleg:innen, also Pflegende, Alltagsbetreuer:innen, Altenpfleger:innen, Gesundheits- und Krankenpfleger:innen sprechen, von deren besonderer Situation, ihrer „emotionalen“ Leistung und ihrem manchmal fast übermenschlichen Beitrag für eine wärmere und herzlichere Atmosphäre in Senioreneinrichtungen. Ich hoffe, dass auch sie sich hier gesehen und verstanden fühlen und sich wertvolle Tipps holen können.
Ich möchte in diesem Buch den An- und Zugehörigen einen großen Raum geben, über ihre manchmal übermächtigen Gefühle sprechen, Dinge benennen, die so mancher im stillen Kämmerlein mit sich ausmacht oder kaum aushält.
Ich möchte ihnen Hinweise geben, wo und wie man sich wertvolle Hilfe und Unterstützung holen kann.

Was man so denkt, über Menschen mit Demenz

In unserer Gesellschaft, die ihren Fokus auf Leistung, äußerlich sichtbare Werte, Gewinnmaximierung gesetzt hat, passen Menschen mit Demenz nicht in das Alltagsgeschehen, nicht ins Bild. Ja, sie scheinen wie eine große Zumutung, wie eine unfassbare Herausforderung. Menschen mit Demenz stören. Man versteht sie nicht. Sie sind wie Sand im Getriebe. Sie scheinen wie eine unheilvolle Bedrohung und wie eine Mahnung, die man nicht hören will. Sie bringen

uns mit etwas in Kontakt, sie sprechen etwas in uns an, das wir nicht gebrauchen können, mit dem wir uns nicht auseinandersetzen wollen.
Wir wollen geistig fit sein, wir wollen alles verstehen und organisieren können, unser eigenes Leben regeln können. Die Veränderungen unserer Zeit erfassen und adäquat agieren und reagieren können. Wir wollen auf der (geistigen/mentalen) Höhe sein. So leben, dass wir alles gestalten können. So leben, dass wir auch neue Ideen und Aufgaben oder Herausforderungen unserer Zeit locker erfassen und verstehen können. Wir wollen up to date sein.
Menschen mit Demenz zeigen uns, wie es ist, nicht mehr zu funktionieren. Menschen mit Demenz sind die Verräter:innen unserer Errungenschaften, sie sind die, die sich eine Flucht erlauben, aus den Normen ausbrechen, die sie uns womöglich selbst ein Leben lang eingebläut haben.
Sie sind die, die flüchten, aus festen Strukturen, aus dem Status, alles zu wissen und zu können, aus dem Bild, alle Aufgaben unseres Lebens bewältigen zu können, auf alle Fragen eine Antwort zu haben. Sie sind die Gesellschaftsflüchtigen. Sie sind die, die uns verlassen, ganz still und heimlich oder laut und vehement, mit Geschrei und Flüchen Tag für Tag, Nacht für Nacht, über die Jahre …
Dabei gibt es doch den Spruch: „Keiner verlässt den Saal!“
Der Vater war doch immer verlässlich, er hat mich Treue und Pflichtbewusstsein und Korrektheit gelehrt. Auf ihn war ein Leben lang Verlass, er war seriös und souverän, und jetzt weiß er nicht mal mehr, wie ich und meine Geschwister heißen, wie seine Frau heißt und dass er in der Kronengasse 4 wohnt und von Beruf Doktor der Physik war. Jetzt ist er der, der den halben Tag auf einem Stuhl sitzt und ein Loch

in die Luft starrt oder aus dem Haus rennt, weil er dringend zu seiner Mutter muss, die schon dreißig Jahre tot ist. Das darf doch nicht wahr sein, unfassbar!
Mit einem Mal tut mein Vater dies, erlaubt sich etwas, was ich mir nie erlauben würde! Einfach in den Garten zu gehen und in eine Ecke zu pinkeln, um sich zu schlagen oder seine Frau als eine Schlampe zu bezeichnen, immer wieder. Mit einem Mal erlaubt er sich, deutlich seine Gefühle, Ablehnung zu zeigen oder bodenlos unfreundlich und unhöflich zu sein. Mein Gott! Das darf doch nicht wahr sein!

Die tickt halt nicht mehr richtig!

Eine Aussage über eine Dame in einem Pflegeheim. Ich habe sie gehört, als die Tochter ihre Mutter besuchte und eine Mitbewohnerin über den Flur ging. Sie kannte die Dame nur vom Sehen. Aber berechtigt es sie, diese Person so zu beurteilen? Wie wenig Respekt und Würde wird doch einer anderen Person zugesprochen, von der jemand sagt: „Die tickt halt nicht mehr richtig."
Wer möchte schon, dass so etwas über einen selbst gesagt wird? So etwas würde doch jeden ins Mark treffen. Und wenn man noch nicht einmal die Möglichkeit hätte, etwas zu entgegnen oder sich zu wehren?
Oder, was ich noch gehört habe: „Ob er überhaupt noch was mitbekommt? Ist halt die Frage!"
Das war eine Spekulation über meinen Vater, als er bettlägerig war und nicht mehr sprach. Man muss davon ausgehen, dass jeder Mensch und jedes Wesen immer „alles" mitbekommt.

Oder eine andere Bemerkung: „Er hat einen schlechten Tag!“ Wie kann jemand, der nur zweimal im Jahr zu Besuch kommt, behaupten, der Vater hätte einen schlechten Tag? Was ist denn mit all den anderen Tagen?
Oder eine Nachbarin meines Vaters, die sagte: „Ich kann ja eh nicht mit ihm sprechen, dann muss ich ihn ja auch nicht besuchen.“ Oder: „Es ist doch gut, dass dein Vater gestorben ist, er hatte ja eh nichts mehr vom Leben!“
Wer entscheidet denn, welches Leben lebenswert ist? Wer entscheidet denn, wie viel jemand „vom Leben hat“?
Solche Äußerungen erinnern mich an finstere Zeiten. Ich finde sie einfach nur vernichtend, respekt- und würdelos.

Mit einer Demenz kann man ...

... stundenlang tanzen, klassische Musik genießen, auf ein Stadtfest gehen, Schuhe kaufen und anschließend Kaffee trinken gehen, eine Kontaktanzeige aufgeben und ein Techtelmechtel beginnen, einen Hefezopf backen, Wäsche zusammenlegen, ewiglange Gedichte fehlerfrei rezitieren, mit dem Cabriolet über Land brausen, sich über die Welt wundern, sich auf Englisch unterhalten, herzhaft lachen, eine Polonaise machen, die Abendstille genießen, dem Vogelgezwitscher am Morgen zuhören, einen Weihnachtsbaum kaufen, mit den Nachbarskindern ein Schwätzchen halten und den Hund Gassi führen, den Sommerwind spüren, einkehren, Eis essen gehen, von früher erzählen, flirten und Händchen halten, sich biegen vor Lachen, im Pool baden gehen, sich bis aufs Messer streiten und wieder versöhnen, barfuß am Morgen durch das taunasse Gras gehen, sich am Duft einer Rose betören, im Mondschein im Garten sitzen, zu Silvester Raclette essen und Sekt trinken … Und vieles mehr!

Eine Reise in ein unbekanntes Land, das vielleicht gar nicht so weit weg ist

Sie planen eine Reise? Egal, ob Sie für einige Tage zum Wandern in die Berge oder ans Meer fahren, Sie überlegen, was Sie alles mitnehmen. Noch aufregender und spannender ist es, in ein fremdes Land zu reisen. Sie wollten schon immer mal nach Sri Lanka?

Wie bereiten Sie sich vor? Was benötigen Sie? Außer Ihrem Personalausweis und Ihrem Flugticket?

Vielleicht besuchen Sie noch die Volkshochschule und eignen sich in einem Abendkurs ein Minimum des Wortschatzes der landesüblichen Sprache an, ein paar einfache Sätze, um sich wenigstens beim Einkaufen oder beim Einchecken ins Hotel verständigen zu können. Sie kaufen sich ein Wörterbuch oder laden sich auf Ihr Smartphone eine Übersetzungs-App herunter.

Was benötigen Sie für den Notfall? Sie kopieren Ihre Papiere. Sie denken an warme Socken, in den Bergen kann es kalt werden. Sie stellen eine Notfallapotheke zusammen, holen sich noch die Notfalltropfen aus der Apotheke und etwas gegen Fieber und Schmerzen und Verbandsmaterial …

All das können Sie tun und trotzdem sind Sie nicht für alle Situationen auf dieser Reise gewappnet. Auf einer Reise in die Welt der Menschen mit Demenz benötigen Sie weit weniger als auf einer Reise nach Sri Lanka, und doch kann die Unternehmung ein Abenteuer ganz besonderer Art sein.

Bringen Sie Zeit mit!

Am besten bestimmen Sie vor Ihrem Besuch ein Zeitfenster, wie lange Sie bleiben wollen. So fühlen Sie sich freier und können sich entspannter auf die Situation, den Moment oder die Begegnung einlassen. Sei es eine Stunde, mal so für den Anfang.
Haben Sie keine Pläne für die Zeit, nehmen Sie sich nicht unbedingt etwas vor. Lassen Sie die Begegnung offen, lassen Sie einen „freien Raum“. Es kann so vieles sein, passieren … ein Gespräch, ein Spaziergang, ein Zusammensein …
Empfindungen sind ansteckend! Menschen mit Demenz spüren Ihren Stress oder Druck sofort. Die aufgeregte Stimme, die schnell gesprochenen Worte, die hektischen Bewegungen, das Herumzuppeln an der Kleidung. All das, was in Ihrem Hinterkopf mitschwingt, wenn Sie voller Erwartungen oder Ideen oder Vorstellungen bei diesen Menschen eintreffen. Noch mal: Empfindungen sind ansteckend!

Ein offenes Herz …

… ist eine Haltung, die Bewusstsein und auch etwas Übung braucht. Mit offenem Herzen, aufmerksam da sein, voll und ganz da sein, dies kann man in Gesellschaft von Menschen mit Demenz trainieren.
Sich auf den Moment und die Menschen einzulassen, um sich dann auf der „Herzebene“ zu begegnen, ist eine wertvolle Erfahrung im zwischenmenschlichen Sein, die oft stattfinden kann und uns nährt, uns Kraft gibt, genauso wie ein leckeres Sandwich oder ein guter Espresso.

Gerade die Monate in der Pandemie, die Lockdowns, die Kontaktbeschränkungen haben uns gezeigt, wie sehr wir auf Kontakte angewiesen sind und wie sehr wir menschliche Nähe brauchen. Wie wohltuend ist doch im Alltag, am Kiosk zum Beispiel oder im Zug, beim Einkaufen, eine zwischenmenschliche Begegnung, die einen anrührt. Ein paar freundliche Worte. Dieses Gefühl: Hey, da ist jemand, der sieht mich, der nimmt mich wahr, der weiß um mich. Ich bin Teil eines großen Ganzen. Ein freundlicher Gruß, ein Lächeln.
Oder mit einer fremden Person über einen erlebten Moment lachen und sich nahe sein?
Wollen wir nicht alle mit menschlicher Wärme und in Geborgenheit leben?
Es geht darum, sich zu begegnen. Von Mensch zu Mensch und von Herz zu Herz zu kommunizieren. Es wäre schön, wenn wir es wieder mehr üben würden, bewusst morgens hinauszugehen und uns zu nähren. Ich möchte einladen zum gemeinsamen Sein, zum Menschsein und nicht zum „Geiz ist geil"-Denken und Fühlen. Wir haben nichts zu verlieren, wenn wir freundlich und zugewandt sind. Wir dürfen empfangen und uns beschenken lassen. Sei es in einem Büro, beim Einkaufen oder in einer Einrichtung mit alten Menschen oder Menschen mit Demenz.

Empathie

Empathie ist ein Wunsch, eine menschliche Gabe oder eine Sehnsucht, sich einzufühlen in das Gegenüber. Sie ist die Fähigkeit, sich in andere hineinzuversetzen. Sie ist ein Vorschuss an angenehmen Gefühlen, ein Paket an Wohlwollen.

Bei der Arbeit mit Menschen ist es wichtig, immer wieder die eigene Haltung zu überprüfen. Bin ich jetzt im Moment, bei dieser Begegnung empathisch? Bin ich dem Gegenüber wohlgesonnen? Es kann zu einer guten Angewohnheit werden, die innere Haltung und Ausrichtung immer wieder zu prüfen. So wie ein Blick in den Spiegel am Morgen, bevor man aus dem Haus geht.

Der Ton …

… macht die Musik, macht die Stimmung der Begegnung aus. Eine Schautafel der *Deutschen Alzheimer Gesellschaft e. V. Selbsthilfe Demenz* gibt wertvolle Tipps zur Kommunikation mit Menschen mit Demenz.

Da geht es unter anderem um W-Fragen, die man eher vermeiden sollte. Also kein Warum, Weshalb, Wann und Wo. Diese Fragen können demenziell veränderte Menschen überfordern.

Es wird empfohlen, Blickkontakt aufzunehmen, sich auf gleiche Höhe zu begeben, das Gegenüber freundlich und in kurzen Sätzen anzusprechen, aufmerksam zuzuhören und auf Mimik und Gestik zu achten, langsam und deutlich zu sprechen.

Noch etwas: Seien Sie authentisch und ehrlich. Reden Sie eher weniger als mehr. Es gibt Gesprächspausen, die niemanden erschrecken müssen, die auch nicht unangenehm sein müssen. In diesen Pausen kann man ein Zusammensein erspüren, eine Nähe erleben oder einfach nur da sein.

So weit, so gut, nun kann sie losgehen, die Reise ins Land des Vergessens …

Kapitel 2: Reisegedanken und -geschichten

Auf eine Art bin ich frei!

Ich sehe noch so aus wie immer. Auch mein Körper ist noch da. Nur bin ich auf eine Art, die ich selbst nicht erklären kann, nicht mehr der, den du kennst und den du ein Leben lang geliebt hast. Ich bin nicht mehr der, mit dem du Tage und Nächte, Jahre verbracht hast. Auf eine Art bin ich mir selbst fremd. Ich bin ein anderer geworden. Ich habe mich aus der starren Matrix meiner eigenen Moral gelöst, meine Lebensgesetze sind jetzt andere. Was früher für mich wichtig war, wo ich früher gekämpft und gelitten habe, weswegen ich früher nächtelang nicht geschlafen habe und mich gequält, mir mein Hirn zermartert habe, all dies spielt jetzt keine Rolle mehr. All dies ist nicht mehr wichtig. Die Zeit der Kämpfe ist vorbei, und das ist gut so. Ich weiß nicht, ob du dir das vorstellen kannst?

Ich weiß, du bist bei mir, oft bei mir. Aber wenn ich merke, wie oft du traurig bist, weil du den suchst, der ich nicht mehr bin, dann bin auch ich traurig, sehr traurig. Aber weißt du, so vieles ist jetzt nicht mehr wichtig, das ist wunderbar, und so wie ich jetzt lebe, fühle ich mich frei.

Frei von all den Zwängen, die mich beherrscht haben. Frei von all den Dingen, die mich als Kind schon gequält haben. Manchmal lachen wir hier. Ach, wir lachen viel. Die Menschen hier sind gut und wir haben es schön hier. So schön!

Wenn du fortgehst mit deinem traurigen Herzen, dann legt jemand Musik auf und wir tanzen und singen, bis uns die Tränen kommen. Ich meine, dann leben wir für die Freude. Ich habe Glück. Ich weiß, du kannst das nicht verstehen, und ich kann mir vorstellen, dass du dich von mir auf eine Art verlassen fühlst. Ja, ich weiß, das war nicht der Deal, als wir geheiratet haben. Damals sagten wir, bis dass der Tod uns scheidet.

Und jetzt bin ich früher gegangen, schon viele Jahre vor dem Tod.

Viele Jahre, bevor Freund Hein mich holen wird, bin ich schon auf die Reise gegangen.

Ich bin zwischen den Welten und manchmal ist diese hier nicht die schlechteste.

Auf eine Art bin ich nicht mehr der, den du kennst. Auf eine Art bin ich fort und frei.

Auf eine Art sind wir immer verbunden, nicht jetzt spürbar für dich, aber im großen Ganzen bist du, ist deine Seele vielleicht eine von denen, die ich immer lieben werde.

Auf eine Art, auf meine ureigene Art. Unsere Seelen sind alte Vertraute aus früheren Zeiten und Vertraute für ferne Zeiten.

Bitte sei nicht traurig, versuche zu leben, ohne Groll und Trauer im Herzen.

Zeitreisende

Zeit ist ein offener Raum, ein endloses Universum. Ich kann mich in der eigenen Lebenszeit, in meiner Erinnerung verlieren. Manchmal bin ich in früheren Zeiten meines Lebens unterwegs, begegne Menschen aus meiner Jugend oder Kindheit und erlebe Vergangenes noch mal, immer wieder, die gleiche Situation. Immer wieder, als wäre sie für immer in meine Seele eingebrannt, in ihr universelles Gedächtnis. Meine Seele, die nie vergisst und auch im nächsten Leben noch den Moment kennt.

Gegen Ende meines Lebens schaue ich zurück. Erinnerungen liegen wie Murmeln in einer Schatulle. Ich muss nur den Deckel aufklappen und hineinschauen. Da ist so vieles. Da, die matte Kugel, da eine leuchtende in Weiß und Blau, schimmernd wie das Meer. Schimmernd wie der Sommertag am Atlantik in Frankreich. Schimmernd und glitzernd wie der Strand, die Wellen, das Licht, die Weite damals, in jenem Urlaub mit … damals.

Halt suchen

Den kleinen Knopf an der Bluse halten und ihn zwischen Zeigefinger und Daumen hin- und herdrehen.

Beim Spaziergang die Namen auf Firmenautos lesen. Faller, Drechsler …

Immer dasselbe Buch über Hunde halten und darin blättern und schauen. Da sind sie wieder, die Vertrauten. Der im Wasser tobende, schwarze Labrador, so wie der eigene früher.

Die Quersumme der Zahlen auf den Schildern der Autos errechnen.

Eins und eins ist zwei und neun ist elf.

Eins und eins ist zwei.

Tagtäglich Notizen machen

Aufstehen um sieben. Duschen.
Frühstück um acht. Spaziergang um Zehn.
Mittagessen um zwölf. Bis drei Mittagsruhe.
Kaffee trinken.
Um vier kommt Dorothea.
Abendessen um sechs.
Nachtruhe um zehn.

Die Traumwandelnden

Im Schlaf träumen sie und wandeln.
Im Schlaf wechseln sie die Zeiten und das ferne Gestern ist jetzt ganz nah und so wichtig.
Im Schlaf erscheint Gelebtes in einem Bilderreigen und Erinnerungen sind wie Schätze in einer Truhe.
Im Schlaf treffen sie Freunde von damals und verbringen lange Abende mit einem schweren Rotwein und guten Gesprächen.
Im Schlaf stehen sie am Bahnhof und warten auf den Zug, der nicht kommt, oder sie fahren mit dem Zug davon, machen die Reise, die sie schon immer mal machen wollten. Im Schlaf heiraten sie eine andere Frau. Im Schlaf weinen sie um vieles, worüber sie schon mal geweint haben, vielleicht schon oft geweint haben oder nie geweint haben.
Im Schlaf geht alles, was im Leben nicht ging, nie ging.
Im Schlaf wandeln sie durch ihre Träume.

Was für eine Frage

„Kennst du mich? Weißt du, wer ich bin?“, fragte sie ihre Mutter.
„Natürlich kenn ich dich!“, antwortete diese.

Inselhopping!

In diesem offenen Universum des menschlichen Seins, in diesen inneren Räumen und Sphären von Zeiten und Gefühlen, von Stimmungen und Situationen, von Vergangenem, von Verlorenem und Wiedergefundenem kann ich mir einzelne Gefühle oder Momente wie Inseln vorstellen. Inseln, auf denen wir verweilen können, uns ausruhen dürfen. All dies kann ein Ankerpunkt sein, bevor man sich selbst verliert und wieder ins Bodenlose stürzt oder ohne Halt und Hafen auf dem offenen Meer umhertreibt. Einem Meer aus Erinnerungen, Erlebtem, Stimmungen und Gefühlen, ein nicht einzuordnender Moment im Jetzt. Da ist vielleicht ein Name einer Stadt, in der man geboren und aufgewachsen ist, ein solches Fragment. Dieser Name, immer wieder ausgesprochen, kann eine solche Insel sein.
Oder eine Gegend, in der man eine Zeit lang gelebt hat, die einem eine Zeit lang Heimat war. Weil man dort etwas besonders Schönes oder auch Trauriges erlebt hat.
Oder weil man als Kind vor zig Jahren mit dem Zug an die Nordsee gefahren ist und sich immer daran erinnert, wie man zum ersten Mal im Leben das Meer gesehen hat.

Oder dass man als Matrose der Nordsee die Namen der Ostfriesischen Inseln nie vergisst und sie herunterbeten kann, wie ein eigenes Gebet.
Oder die Zeile eines Gedichtes oder die Strophe eines Liedes, ein Satz, immer wieder gesprochen, kann eine Insel zum Verweilen sein.
Oder klassische Musik, man war oft in der Oper, der Geruch von frisch gebackenem Apfelkuchen am Samstagnachmittag, das Maiglöckchenparfüm, das an Tante Berta erinnert, wenn sie sonntags zum Kaffee kam.
Oder immer wieder die angenehme Kühle frisch gestärkter Bettwäsche, reinem Leinen.
Oder das Gefühl, das leere Schneckenhäuschen einer Weinbergschnecke in der Hand zu halten.
Oder mit einer frisch gefallenen kühlen Kastanie zu spielen, sie durch die Hände gleiten zu lassen.
All diese Dinge können Inseln sein, Ankerpunkte in dem Sein eines Menschen mit Demenz. Ein stetiges Wiederholen ist kein seltsames Verhalten, sondern ein immer wieder sich neu und frisch orten, wenn das Kurzzeitgedächtnis flackert wie eine Kerze am zugigen Fenster.

Gefühl und Verstand

Jemand mit Demenz verliert in gewisser Weise die Fähigkeit zu denken, verliert das Können, komplexe Abläufe in Zusammenhang zu bringen, sich auf unsere so gewohnte Realität und unseren Alltag einzulassen. Aber Stimmungen und Gefühle werden von vielen Menschen mit Demenz feinstofflich und sehr intensiv wahr- und aufgenommen. Manchmal

scheint es mir, dass diese Menschen direkt bei ihren Emotionen sind. Ohne diesen Filter von Verstand und Anstand. Ohne dieses Was-gehört-sich, Wie-verhalte-ich-mich. Ist dies jetzt angemessen und gerechtfertigt, gehört sich das jetzt?
Der Verstand prüft und kontrolliert. Aber braucht es dies immer, in diesem Ausmaß? Sind wir nicht alle zu beherrscht und unsere Gefühle zu kontrolliert? Sind unsere Gefühle nicht viel zu gut weggepackt und versteckt?
Menschen mit Demenz sind direkt bei der Wut und gleich darauf direkt bei der Freude.

Ungefilterte Gefühle

Emotionen wechseln schnell und gehen hoch und zeigen sich wie Feuerwerkskörper am Silvesterhimmel. Freude über ein leckeres Essen, einen vertrauten Duft, eine liebevolle Berührung und genervt sein vom Gegenüber. Wie schnell ist da jemand einfach eine „blöde Ziege“ und wie schnell wird da jemand geboxt, nur weil er im Weg steht. Dann geht man einfach weiter und schon ist die Wut verflogen, wie ein Blitz abgeleitet und geerdet, einfach weg.
Vielleicht war es der Person früher oder ein Leben lang nicht möglich, Gefühle zu zeigen, und jetzt in der Demenz geht dies.
In gewisser Weise kann es sein, dass ein Kontrollmechanismus – „So benimmt man sich nicht, das gehört sich nicht, das verlangt der Anstand …“ – verhindert hat, dass Gefühle gezeigt wurden.
Wer hat schon in unserer kontrollierten Gesellschaft gelernt, Gefühle offen zu zeigen? Wer hat es gelernt, ehrlich und

offen zu zeigen, wenn man gekränkt oder verletzt wurde, wenn jemand etwas Falsches gesagt oder getan hat?

Tradition, Rituale und Körperlichkeit

Jeder Mensch hat seine eigene Tradition und seine eigenen Rituale. Ein Ritual ist ein Zeremoniell, manchmal auch religiöser Art. Rituale begleiten das menschliche Zusammenleben, ähnlich wie Musik, schon seit Urzeiten, seit ewigen Zeiten. Rituale, immer wieder gleich ablaufende Handlungen stellen einen Rahmen dar, bieten Sicherheit. Rituale sind Fixpunkte im Ablauf eines Tages, im Reigen eines Kalenderjahres mit den Jahreszeiten und den Festen innerhalb eines Kulturkreises. Sie geben Geborgenheit und eine Verlässlichkeit, die hilft, die uns Halt, Trost und Kraft gibt. Ich habe die Erfahrung gemacht, dass gerade die Verlässlichkeit für Menschen mit Demenz sehr wertvoll ist und stabilisierend wirkt. Alltagsrituale, wie die Begrüßungsrunde am Morgen beim Frühstück oder das gemeinsame Abendlied oder ein gemeinsames Abendgebet. Der wiederkehrende Ablauf in einer Betreuungsrunde, das Ritual, sich erst einmal vorzustellen, sich an den Händen zu fassen und einen gemeinsamen Text zu sprechen, Verabschiedungsrituale und vieles mehr.
Rituale sind die Eckpfosten eines Zaunes um ein ansonsten weites offenes Gelände. Sie geben Halt in einem ausufernden oder uferlos empfundenen Sein und grenzen auf wohltuende Art und Weise ein. Rituale geben Sicherheit. Sie sind so sicher wie das Amen in der Kirche.

Das Amen in der Kirche! Glaube

Ein gemeinsam gesprochenes Tischgebet:
Oh Gott, von dem wir alles haben, wir preisen Dich für Deine Gaben, Du speisest uns, weil Du uns liebst. Segne auch, was Du uns gibst! Amen.
Ein Abend- oder ein Gutenachtgebet, gesprochen, wenn die Bewohnerin oder der Bewohner schon im Bett liegt und das Nachtlicht eingeschaltet ist. Ein vertrautes Gebet, wenn die Person vielleicht vor der langen Nacht, vor den langen Stunden in diesem Zimmer, in dem sie alleine liegt, Angst hat. Schließlich hat sie doch so viele Jahre ihrer Ehe zu zweit in einem Zimmer geschlafen. Im Ehebett nur die Hand ausgestreckt und die Wärme, den vertrauten Köper des anderen gespürt. Welch gelebte Vertrautheit und Innigkeit über viele Jahre und jetzt dieses kleine, fremde Zimmer in einem Pflegeheim. Vielleicht hat sie auch Angst vor schlimmen Träumen, Angst vor der Angst und dem Verirren in eigenen inneren Wirren. Da kann ein gemeinsam gesprochenes Gebet, ein *Vater unser im Himmel …* wohltuend sein. Glaube hilft. Glaube gibt Geborgenheit.
Viele ältere Menschen haben ihren Glauben gelebt und so ist er auch im Alter ein wichtiger Bestandteil. Sie sind als Kind zur Erstkommunion gegangen, haben sich festlich kirchlich trauen lassen und ihre Kinder katholisch erzogen, da hing das Kruzifix in der guten Stube in der Ecke, und da gingen alle am Sonntag in den Gottesdienst. Manche entdecken im Alter wieder neu den Glauben als Quelle des Trostes und dieses sich Anvertrauen an eine göttliche Kraft, mit dem Gedanken an einen nahenden Tod, lässt manche vielleicht wieder mehr beten.

… Music was my first love. And it will be my last …

Jeder Mensch hat eine eigene musikalische Biografie. Jeder Mensch hat seine eigene Beziehung zu Musik und jeder Mensch verbindet andere Erlebnisse mit diesem oder jenem Lied, mit dieser oder jener Musik. Musik begleitet uns ein Leben lang.

Sie ist da von Anfang an. Schon im Mutterleib hören wir, wie die Mutter ein Lied summt, begleitet uns eine Melodie. Wenn wir Babys sind, singt uns jemand in den Schlaf, sei es der Vater oder die Mutter, wenn sie uns auf ihren Armen durch die Wohnung tragen.

Schlaf Kindlein, schlaf, der Vater hüt die Schaf …

Im Kindergarten singen wir gemeinsam mit den anderen Kindern und den Erzieher:innen Lieder wie: *Happy birthday to you, Marmelade im Schuh …* oder *Wie schön, dass du geboren bist, wir hätten dich sonst sehr vermisst …* Wir singen und klatschen, lachen und spüren die Gemeinschaft mit den anderen. Wir lernen ein Instrument, Flöte, Gitarre oder Geige. Einzeln oder in einer Gruppe musizieren wir oder auch zu Hause in der Familie gemeinsam mit den Geschwistern.

Als Jugendliche „beamen“ wir uns mit Kopfhörern auf den Ohren in andere Sphären und Welten, träumen von Glück und Liebe und von Freiheit und sind weit weg.

Wenn wir uns verlieben, haben wir eine gemeinsame Musik, die wir gemeinsam hören, die unsere Herzen und Seelen miteinander verbindet.

Wenn der erste Trennungsschmerz uns das Herz bricht, betrauern wir die verlorene Liebe mit Musik.

Wir werden nie vergessen, wie wir damals im Rockkonzert bei Queen mit Tausenden anderen Zuhörer:innen standen und *We are the champions* gegrölt haben oder wie wir nächtelang dieselben Lieder gehört und dazu einen Joint geraucht haben, oder welches Lied lief, als wir damals in San Francisco in einer Nebenstraße eine Bar betraten und dieses eine Lied von Steve Nicks hörten und wie berührt wir von der Musik waren.

An der Hochzeit wird der Hochzeitswalzer getanzt, zur Beerdigung spielt der Musikverein oder jemand spielt auf der Harfe das *Halleluja* von Leonard Cohen …

In allen Kulturen, zu allen Lebzeiten und in allen Lebenslagen gehört Musik zum menschlichen Sein.

Sie ist irgendwie immer da. Musik begleitet uns und gerade auch in der Demenz. Musik hilft uns, tröstet und hält uns, macht uns glücklich. Sie bringt unser tiefstes Innerstes in Schwingung.

Deshalb sollten wir singen und Musik hören und zusammen Musik genießen.

2020 startete Annette Frier zusammen mit dem Musiker Eddi Hüneke ein Chorprojekt für Menschen mit Demenz mit dem Namen *Unvergesslich,* um zu erforschen und nachzuweisen, wie sich Musik auf das Wohlbefinden von Menschen mit Demenz auswirkt. Es begann alles mit viel Freude und Zauber und die Treffen waren für alle Beteiligten ein Highlight. Leider musste dieses Projekt dann wegen der Coronapandemie abgebrochen werden.

Ein Apfel und ein Messer

Zusammen einen Apfel zu essen, scheint ein vertrautes Ritual zu sein. Jemand schält einen Apfel, entkernt die Stücke und reicht einem ein Scheibchen. Man isst zusammen. Die erfrischende Süße oder Säure der Frucht schmeckt wunderbar, ist ein sinnliches Erlebnis. Hat man nicht schon als Kind von der Mutter ein Stück Apfel fein säuberlich geschält und geviertelt bekommen? Wie sicher und wohl fühlten wir uns im Kreis der Geschwister so nah bei der Mutter? Auch jetzt ist die schälende und den Apfel reichende Person wieder eine, die Nähe und Wärme zusammen mit dem Apfelstückchen gibt.

Erst mal eine rauchen!

Etwas, das auch Nähe schaffen kann, ist das gemeinsame Rauchen.
Raucher:innen haben gleich Kontakt. Wer zusammen eine rauchen geht, geht gemeinsam aus etwas (meist einer stressigen Arbeitssituation) heraus, einer Sitzung, einer Besprechung und macht erst mal Pause. Man steht zusammen und unterhält sich, reflektiert, urteilt und denkt gemeinsam über etwas nach. Dies schafft eine Verbindung und kann eine Brücke sein. Es ist ein Solidarisieren und stärkt die Einzelnen. Auch Menschen mit Demenz, die vielleicht neu in einer Gruppe leben oder irgendwo eingezogen sind, genießen es, wenn jemand mit ihnen eine Zigarette rauchen geht, man zusammen rauchend draußen steht und als „Verbündete“ wieder in die Gruppe zurückkommt.

Zu Tisch bitten, aber wie?

Jemandem etwas zu essen oder zu trinken anzubieten, ist eine einladende Geste. Die Botschaft ist klar: Sie sind willkommen. Sie sind mein Gast, meine Gästin. Zusammen an einen Tisch zu sitzen, eine gemeinsame Mahlzeit einzunehmen bringt Nähe, Würde und Respekt.
„Wollen Sie einen Kaffee mit Milch und Zucker oder lieber einen Pfefferminztee oder lieber einen Schwarztee?"
Eine solche Frage aber kann einen Menschen mit Demenz überfordern. Besser wäre: „Nehmen Sie ein Stück Apfelkuchen?", oder: „Darf ich Ihnen etwas von dem leckeren Saft anbieten?"

Gleiche Augenhöhe

Sich auf die gleiche Höhe begeben. Oft stehe ich als Pflegekraft an einem Tisch, an dem ältere Menschen, Bewohner:innen, sitzen und essen und trinken. Ich, die Pflegende, habe nicht die Zeit und tausend andere Dinge zu tun, als mich an diesen Tisch zu setzen. Mich zu unterhalten oder auch nur einen Kaffee mitzutrinken, wird manchmal aus „hygienischen" oder welchen Gründen auch immer nicht gerne gesehen. Doch es schafft Nähe und Vertrauen, wenn ich mich auf Augenhöhe begebe. Ich kann mit jemandem offener und ehrlicher kommunizieren, wenn ich auf gleicher Höhe bin. Also setze ich mich an den Tisch oder auch mal auf einen Stuhl gegenüber einem Sessel und spreche auf gleicher Höhe.

Wie es wohl ist

Es fällt schwer, sich vorzustellen, wie es ist, wenn jemand nicht mehr weiß, wie er sich äußern soll.
Nicht einfach sagen kann: Ich habe Hunger, ich habe Durst, ich habe eine Unverträglichkeit und deshalb habe ich Bauchschmerzen.
Mir ist es zu heiß hier in der Sonne, könnten Sie meinen Rollstuhl ein Stück weiter nach rechts schieben oder die Jalousie ein Stück weiter nach unten lassen.
Mir ist kalt, ich sitze jeden Tag über Stunden an der Tür und es zieht ständig. Ich habe Angst, mich zu erkälten.
Ich mag keinen Grießbrei mit gekochten Pfirsichstückchen aus der Dose, nicht zweimal am Tag. Ich bin eher der „herzhafte Typ".
Wer weiß, dass ich den Kaffee lieber schwarz und mit Zucker trinke als mit viel Milch und ohne Zucker? Jahrzehntelang habe ich meinen Kaffee aus einer großen Tasse getrunken und nun? Soll ich aus einer Schnabeltasse trinken, ein Plastikbecher mit Deckel und kleinem Schnabel, bei dem mir die Flüssigkeit unkontrolliert in den Mund läuft und ich mich verschlucke? Und dieser Becher! Die Getränke, die mir darin angeboten werden, schmecken nach Plastik und Spülmaschine und Spülmittel.
Weiß jemand, dass ich lieber im Hellen schlafe und es mich ängstigt, wenn jemand am Abend das Zimmer abdunkelt, der Rollladen ganz unten ist und diese Dunkelheit mich an die Nächte im Krieg erinnert, als ich im dunklen Keller saß und über uns die Bomben fielen?
Wie soll ich schlafen, wenn jemand ins Zimmer kommt und das Licht einschaltet, mir die warme Decke wegnimmt, die Windelhose wechselt, mich entblößt und im Bett hin und

her dreht? Mir ein Kissen irgendwohin schiebt, wo ich es gar nicht haben kann. Ein Kissen, das für mich so unbequem ist, dass ich am nächsten Morgen Rückenschmerzen habe und mich wie gerädert fühle.
Wie nur soll ich mich ausdrücken, wenn ich nicht mehr sprechen kann? Oder wenn ich vergessen habe, was die Laute, die ich mache, bedeuten könnten.
Ich spüre mich nicht mehr. Ich weiß nicht mehr, wo mein Körper anfängt oder aufhört.

Herausforderndes Verhalten

Manchmal fühle ich mich so unendlich verloren. Ich weiß nicht, ob jemand da ist und mich hört. Ich weiß nicht, ob ich ganz alleine bin. Ich kann nur klopfen. Ich sitze am Tisch, in diesem Raum und schlage mit dem Löffel auf die Tischkante. Mehr kann ich nicht machen. So kann ich mich bemerkbar machen. Wenn ich dieses Klopfen höre, habe ich Hoffnung. Hoffnung, dass mich jemand hört. Hoffnung, dass sie mich nicht vergessen haben. Ich weiß nicht, was ich sonst machen soll. Das Klopfen ist mein einziger Halt. Vielleicht kommt jemand und hilft mir. Die dürfen mich hier nicht vergessen. Ich hoffe, ich bekomme etwas zu essen und zu trinken hier. Ich hoffe, es ist jemand da.
Menschen mit Demenz können so auf sich aufmerksam machen, sich vielleicht nur so äußern. Mitteilen, dass sie Hunger haben oder Durst oder Heimweh, sich nicht mehr spüren oder sich in dem Wirrwarr der eigenen Empfindungswelt nicht mehr zurechtfinden. Es kann passieren, dass diese Menschen über Stunden so verharren und klopfen oder rufen und

dies dann auch immer wieder tun. Dies sind Situationen, die uns als Pflegende besonders fordern, also herausfordern.
Als Team von Pflegenden versucht man, neue Wege zu finden, um eine Person aus diesem Dilemma herauszuführen, hinauszubegleiten. Dann ist Einfühlungsvermögen und Fantasie gefragt, Austausch, gemeinsame Absprachen, Fallbesprechungen, Gespräche mit Angehörigen und immer wieder die Bereitschaft, die abwegigsten Sachen und Verhaltensweisen „auszuprobieren". Ob man so eine Situation auflösen kann, hängt von vielem oder manchmal auch nur von einem einzigen Faktor ab. Vielleicht hat die klopfende Frau wirklich Hunger oder Durst oder will an einem anderen Platz sitzen, weil sie auf dem Stuhl Rückenschmerzen hat, oder sie ist traurig und benötigt Trost, oder sie fühlt sich verloren und will die Hand gehalten haben.

Zeit, heimzugehen

In der Demenz-WG gab es eine Bewohnerin, die oft am Abend nach Hause wollte. Irgendwann nach dem Abendessen, vor allem in den Wintermonaten, wenn es früh dunkel wurde, stand sie auf und meinte: „So, danke für das gute Essen, es war schön, und jetzt muss ich aber dringend nach Hause. Zu Hause warten mein Mann und die Kinder und die machen sich sicher Sorgen, wenn ich so lange fortbleibe."
Meistens stand sie auf, ging zur Garderobe, suchte ihre Jacke und wollte los.
Eine Alltagsbetreuerin hatte zu der Dame einen guten Draht. Sie begleitete sie zur Haustür, öffnete diese und meinte, dass es doch schon dunkel wäre und dass es sicher nicht unge-

fährlich wäre, bei diesen Verhältnissen noch mit dem Auto loszufahren. Viel besser wäre es doch, die Gelegenheit wahrzunehmen und das hier reservierte Zimmer zu beziehen und morgen in aller Frühe, wenn es wieder hell würde, zu fahren. Das gemeinsame Hinausschauen in die dunkle Nacht überzeugte die Dame eigentlich fast immer. Sie verschob die geplante Abreise auf den nächsten Tag. Dann ging sie in ihr Zimmer, machte sich bettfertig und legte sich schlafen, wie an jedem anderen Abend auch.

Toilettengang – Ein großes Thema

Viele Menschen werden im fortgeschrittenen Alter oder im fortgeschrittenen Stadium einer Demenz inkontinent. Sie können den Urin nicht mehr halten, schaffen es nicht rechtzeitig auf die Toilette. Oft ist es auch ein Moment des Sich-nicht-dazu-äußern-Könnens. Dann kann es passieren, dass man einnässt oder auch einstuhlt. Jeder kann sich vorstellen, wie unangenehm es ist, im eigenen Urin zu sitzen oder im Nassen zu liegen. Wenn plötzlich das gemütlich warme Bett nass und kalt wird, es nach Stuhlgang riecht. Auch wenn es heute eine unendliche Fülle von Inkontinenzmaterialien gibt, ist dies doch ein großes Thema, das mit vielen unangenehmen Erlebnissen verbunden ist, viel Stress bereitet und auch mit Scham besetzt ist.

Die Möglichkeit, wann immer es ein Bedürfnis ist, dorthin zu gehen, „wo der Kaiser zu Fuß hingeht“, sollte gegeben sein. „Das Geschäft“ in aller Ruhe und in einer geschützten Umgebung erledigen zu können, ist ein existenzielles Bedürfnis und sei jedem Menschen gewährt. Auch daran zu denken, dass man gerne auf einer sauberen Toilette sitzt, ist wichtig, wenn man sie schon mit anderen teilen muss. Es kann sein, dass jemand, der plötzlich in einer Pflegeeinrichtung lebt, dort frisch hingezogen ist, die Toilette mit einer anderen Person oder mit vielen anderen teilen muss.

Da kann es helfen, wenn man zum Beispiel vor den Augen der Benutzerin oder des Benutzers die Toilette desinfiziert und alles abwischt. Oder dass man sagt, man bleibe vor der Tür und passe auf, dass niemand kommt, oder man sei direkt in der Nähe, wenn etwas ist. Ein stilles Örtchen aufzusuchen, ist eine sehr intime Angelegenheit. Ich muss als Betreuende versuchen, den Überblick zu behalten, wie oft eine Person wirklich Stuhlgang hat, wenn sie alleine auf die Toilette geht. Was habe ich für Möglichkeiten, das „Ergebnis“ zu kontrollieren? Wie kann ich herausfinden, ob jemand reichlich Stuhlgang hat oder an Obstipation leidet? Ich kann einfach fragen. Hat alles geklappt? War es reichlich? War es hart?

Manchmal können Menschen mit einer schweren Demenz sich zu einer so intimen Sache frei und offen äußern, wenn ein vertrauensvolles Verhältnis da ist. Wenn ich als Pflegekraft vermittelt habe, dass man mit mir darüber reden kann, dass ich die Richtige bin, dass ich jemand bin, mit der man so etwas besprechen kann.

Jemand, der nicht regelmäßig auf Toilette geht, weil er sich nicht sicher und wohl dabei fühlt, kann sehr geplagt sein, und es kann für jemanden, der über mehrere Tage keinen Stuhlgang hat, eine echte Qual und ein gesundheitliches Problem dazu sein. Die Gefahr eines Ileus, eines Darmverschlusses, ist nicht zu unterschätzen.

Ebenso kann es mit dem Wasserlassen sein. Nach dem gemeinsamen Abendessen ist es an der Zeit, zu Bett zu gehen.

Eine Bewohnerin findet einfach keine Ruhe, steht wieder auf, geht umher, und dies trotz des üblichen und vertrauten Abendrituals, wie vielleicht dem Gutenachtgebet und dem gedimmten Licht, dem halb oder ganz heruntergelassenen Rollladen, der verabreichten Schlaftablette oder einer beruhigenden Lavendeleinreibung. Ein Grund könnte sein, dass die Dame einen Harnverhalt hat und dies nicht ausdrücken kann. Bei Unruhe sollte man also immer auch daran denken. Eine volle Blase kann sehr quälend sein und einen Arztbesuch unumgänglich machen.

Menschen mit Demenz im Krankenhaus

Ist es nicht oft so, dass in der Klinik Menschen mit Demenz als stressig und sehr, sehr anstrengend betrachtet werden? Sie kommen in der fremden Umgebung nicht klar, verstehen die Zusammenhänge oder die Gründe für irgendwelche Untersuchungen oder Eingriffe nicht. Eigentlich kann oder muss man sie tage- und nächtelang medikamentös ruhig stellen oder, noch schlimmer, mit Gurten fixieren, um die moderne Gerätemedizin und die Schulmedizin mit ihren Behandlungsmethoden anzuwenden. Wenn körperliche, hochkomplexe Eingriffe bevorstehen und durchgeführt werden müssen, kollidiert ein Mensch mit Demenz mit dem System Krankenhaus auf katastrophale Art und oft zum großen Schaden für die Patient:innen und zum Horror jeder Nachtdienst habenden Pflegekraft.
Kürzlich erzählte mir eine Kollegin, dass ein älterer Herr mit einer Demenz, der früher Ingenieur war, sich durch diese vielen Kabel und Schnüre an seinem Hals dermaßen gestört

gefühlt hatte, dass er mit seiner Nagelschere kurzerhand einen gezielten Schnitt machte und sich derer effektiv entledigte. Der Herr hatte dabei einen zentralen Venenkatheter einfach abgeschnitten. Er hatte nicht nur ein Blutbad auf der Überwachungsstation angerichtet, sondern sich selbst auch in eine lebensgefährliche Situation gebracht.

Boxen, schlagen gilt nicht

Keine Pflegeperson, sei es in einer Einrichtung oder in einem privaten Haushalt, muss Gewalt von Schutzbefohlenen ertragen!
Es kommt vor, dass Menschen, die an Demenz erkrankt oder verwirrt sind, ohne klaren äußeren Auslöser oder offensichtliche Veränderung der Situation anfangen, um sich zu schlagen oder zu boxen, ja, gezielt zuzuschlagen oder zu kneifen. Auch dies gibt es. Das ist für alle Beteiligten eine unschöne Situation. So ein Moment des Geschehens muss kommuniziert werden. Gerade in einer Einrichtung ist es wichtig, diese Erlebnisse im Team und mit Kolleg:innen zu besprechen und zu schauen, welche Situationen es sind, in denen es zu solch einem weiteren sogenannten *herausfordernden Verhalten* kommt.
Was kann getan werden, um diese Momente anders erlebbar zu machen?
Wie können Handlungsstrategien entwickelt werden?
Gibt es gleichbleibende Impulse, Begebenheiten in denen die Situation eskaliert?
Ist es beim Toilettengang, wenn jemand auf eine bestimmte Art angefasst, berührt wird?

Welche Erlebnisse könnten aufgrund der Biografie zu solchem Handeln führen? Wie bewusst oder unbewusst läuft die Aggression ab?
Es ist auf jeden Fall zu empfehlen, diese Geschehnisse genau zu dokumentieren und aufzulisten. So erhält man als Team einen Überblick und spürt als Pflegeperson, dass man nicht die Einzige ist, bei der dies passiert. Durch die Dokumentation schafft man die Möglichkeit einer professionellen Herangehensweise an dieses sehr belastende Erlebnis und dadurch erst einmal eine Entlastung und hilfreiche Distanz zum Ereignis.

Was tun im Moment? Stopp!

Es gibt auf jeden Fall die Möglichkeit, die Person klar und deutlich mit einem lauten „Stopp!“ anzusprechen. Man kann auch versuchen, die Handlung klar und deutlich zu benennen. „Ich will nicht, dass Sie mich boxen! Das tut mir weh!“ Indem wir die Handlung benennen, kann es sein, dass die Person überhaupt realisiert, was sie tut. Vielleicht kann man dadurch auch einen klaren Appell aussprechen und aufzeigen, dass hier und gerade jetzt eine Grenze überschritten wurde. Versuchen Sie durch eine veränderte Tonlage in der Stimme, die Person irgendwie zu erreichen. Es kann sein, dass die Situation unterbrochen und aufgelöst werden kann. Es gibt auch die Möglichkeit, aus der Situation bzw. aus dem Raum herauszugehen, im Kontakt zu pausieren, ferner, dass jemand anders zu einem späteren Zeitpunkt erneut in den Kontakt geht, und plötzlich ist es wieder möglich, freundlich und wie gewohnt miteinander umzugehen.

Pflegestress

Ein Beispiel für eine ungute Pflegesituation:
Auf dem Diensthandy, auf dem die Tour für den Arbeitstag als ambulante Pflegekraft geplant wird, wird ein Hausbesuch mit Toilettengang und eventuellem Wechseln der Windelhose mit einer Zeitvorgabe von zwölf Minuten berechnet. So etwas kann schnell schiefgehen! Ein Zusammensein und ein Agieren oder das Verrichten von alltäglichen (Pflege-)Tätigkeiten bei einem Menschen mit (fortgeschrittener) Demenz sollte immer ohne Zeitbegrenzung stattfinden können. Denn die strenge Zeitbemessung schafft einen immensen Druck! Innerlich hat man als Pflegekraft Bilder im Kopf, wie schnell etwas gehen muss, wie eine Handlung, Waschen und Anziehen, heute ablaufen sollte. Von dieser Vorstellung, von diesem Plan sollte sich jede Pflegekraft lösen können und befreien dürfen. Aber leider ist die Realität oft eine andere.
Letztens wollte ein junger Kollege einen Bewohner mal schnell zur Toilette bringen und die Windelhose wechseln. Er sprach ihn freundlich und direkt an:
„Herr K. ich gehe mit Ihnen mal auf Toilette! Kommen Sie mit!“ Dieser saß ruhig im Sessel und machte keinerlei Anstalten aufzustehen. Der Herr spürte den Stress, den der junge Kollege hatte, und meinte: „Wo will er denn hin?“, blieb im Sessel sitzen und legte ein Bein über das andere. Was folgte? Der junge Kollege fasste den Herrn beherzt unter dem Arm und wollte ihm hochhelfen. Der Herr empfand dies aus seiner Perspektive als nicht einzuordnenden Angriff. Er konnte ja nicht wissen und auch nicht verstehen, dass er für den jungen Pfleger der 15. Patient auf einer langen, eng getakteten Tour mit mehr als dreißig Hausbesuchen war.

Das wäre eine Revolution und eigentlich nur human

In der Verwaltung und bei denen, die die Stellen, den Dienstplan gestalten, sollte es ein ungeschriebenes Gesetz geben. Sie sollten bei der Versorgung und der Pflege nicht mit Minutensätzen rechnen. Das wäre der Traum, das wäre eine große Revolution im Umgang mit Menschen mit Demenz! Ohne Zeitdruck Menschen mit Demenz pflegen zu können, mit ihnen Zeit zu verbringen, den Alltag so zu gestalten, dass er ihrem Sein und Empfinden angeglichen ist. Es gibt dazu stimmige Konzepte und glücklicherweise auch mehr und mehr (kleinere) Institutionen, wie Wohngemeinschaften, die dies als Prämisse haben, sie umsetzen und auch wissen, wie sie sie finanzieren können.

Ganz im Hier und Jetzt

Was ich in der Demenz-WG erfahren, ja sogar üben durfte, ist etwas, wofür andere Menschen monatelang (Achtsamkeits-)Kurse belegen oder Yogaabende damit verbringen: Ich als Pflegeperson durfte die sein, die mit Menschen verweilt, für einen Moment, für diesen Moment und immer wieder. Es ist dieses Im-Jetzt-und-Hier-Sein. Nicht rastlos mit den Gedanken schon weiß Gott wo zu sein. Nein! Sondern einfach hier und jetzt bei der klassischen Musik, bei dem Kieselstein, so glatt und rund und schwer, den ich weiterreiche, dem Streichen über die gestärkte Tischdecke, dem Innehalten und dem Genuss des Augenblicks. Dieses Zentrieren auf den Moment, diese Übung, ganz im Jetzt zu sein, ist ein großes Geschenk, das ich üben durfte, immer wieder, jeden Tag aufs Neue. Was davor war oder danach, zählte nicht. Es war der Moment, der zählte, und in diesem Moment die Empfindung, die wir teilten. Und oft gab es erlebte Situationen großer unbändiger Freude über irgendetwas, weil es so intensiv empfunden wurde.

Gemeinsam den Moment genießen oder die Kunst des Seins

Es ist ein heißer Sommertag abends. Wir sitzen noch hinten auf der Terrasse und genießen die Abendstimmung. Die Blumen sind gegossen, vom Pflaster steigt feuchte Wärme auf. Es ist still. Nur das Rufen der Schwalben, die über uns durch den Abendhimmel fliegen, ist zu hören. Wir sitzen einfach nur da, nebeneinander auf einer Bank. „Da oben fliegt ein Flugzeug."
Ich schaue hoch, sehe den weißen Kondensstreifen.
„Ja!"

Gemeinsames Schweigen ...

... hat eine unglaubliche Qualität. In unserer so laut gewordenen Welt, in der immer von irgendwo Lärm kommt, ein Rasenmäher rattert, ein Fernseher läuft, unendlich viele Geräusche und Lärmmomente in wenigen Augenblicken auf uns eindringen. In der Wohngemeinschaft lernte ich die wohltuende Kraft der Stille und des Schweigens wieder schätzen. Wo Worte fehlen, um Dinge zu benennen, wo Worte fehlen, um etwas zu erklären oder zu erzählen, einfache Worte, da kann man auch schweigen. Es gibt viele Gründe, warum alte, sehr alte Menschen irgendwann aufhören zu sprechen. Manchmal schien es mir auch, als ob es so etwas wie einen Beschluss gab, nicht mehr zu sprechen. Als ob man nicht nur rein biologisch oder krankheitsbedingt das Sprachvermögen verloren hat, sondern als ob es so etwas wie eine Entscheidung gibt, nicht mehr zu sprechen. Vielleicht will man nichts Falsches sagen? Vielleicht will man sich nicht blamieren oder man benötigt alle Aufmerksamkeit für das, was man gerade tut.

Mein Vater sprach die letzten Jahre seines Lebens kaum noch. Er grüßte nicht beim Kommen und sagte auch nicht „Tschüss" beim Gehen. Mal ein Wort oder einen kurzen Satz ohne Zusammenhang für den Moment, ohne Bezug auf eine gestellte Frage. Trotzdem war das Zusammensein mit ihm schön. Manchmal redete ich, oder ich hielt ihm die Hand, oder wir schwiegen. Wir waren zusammen. Der Raum, dieses kleine Zimmer im Pflegeheim, war erfüllt von unserem Zusammensein. So schien es mir.

Aktion! Gemeinsam handeln!

Es gibt Menschen mit Demenz, die nur – im Fachjargon ausgedrückt – in kurz- oder kleinschrittigen Abfolgen alltägliche Dinge erledigen können, zum Beispiel beim Waschen und Ankleiden. Ich erinnere mich an einen Herrn, der nur eine Handlung nach der anderen machen konnte. Das Zuknöpfen des Hemds, einen Knopf nach dem anderen. Dazu wurde nicht gesprochen. Es war die Konzentration auf diese eine Sache. Wenn ich ein Hemd zuknöpfe, muss ich nicht an all die Termine denken, die ich den Tag über habe, an Gespräche, Geschäftstermine, den Streit vom Tag zuvor, die Träume in der Nacht, was es zum Mittagessen gibt, was ich alles besorgen muss und wann ich die Kinder von der Schule abhole und die schlechten Noten von Paul und dies und jenes …

Nein, ich muss das nicht. Ich knöpfe einfach nur mein Hemd zu, einen Knopf nach dem anderen.

Pflege mit einer Hand in der Hosentasche

Ich als Pflegeperson kann ja all diese Dinge denken, aber ob es hilft? Es hilft mir nicht, all das zu denken, meist geht die Arbeit einfacher vonstatten, wenn ich nicht so viel denke, und noch besser, wenn ich nicht so viel rede! Darüber zu reden, was man gleich macht und danach macht und überhaupt, kann einfach nur verwirren, völlig überflüssigen Stress verursachen, beide aus dem Konzept, dem Ablauf bringen. Ohne viele Worte Dinge tun, gemeinsam tun, kann wunderbar wohltuend sein und gut funktionieren. Dinge tun, zu Ende bringen, eng dabei sein bei den einzelnen, kleinen Handlungen, diese vielleicht bei Bedarf kurz kommentieren, Sicherheit und Souveränität vermitteln. Oder auch die zu sein, die weiß, wie es geht. Das zu vertreten, auszustrahlen und dann nach getaner Aktion, zum Beispiel nach vollbrachter Ankleideaktion, ein ehrliches, ernst gemeintes Lob oder Kompliment aussprechen. Übrigens nennt sich dies *personenbezogene Pflege*. Die Person macht! Das ist der erste große Gedanke, der anders ist bei diesem Pflegeansatz. Nicht ich mache! Ich, als Pflegefachkraft, mache und tue.

Nein! Ich habe die Hände in den Taschen. Somit können Fähigkeiten und das Selbstbild, das Gefühl, aktiv das eigene Leben zu gestalten und sich selbst noch versorgen zu können, erhalten werden.

Positiv verstärken, Vertrauen geben

Kompetenz zusprechen, charmant Komplimente aussprechen.
„So, das haben wir aber gut zusammen hinbekommen. Da bin ich aber froh. Gut, dass Sie sich so gut damit auskennen."
Alles ist gut!
Als Pflegende, sei es als ausgebildete Fachkraft oder als Betreuungskraft oder als Alltagsbegleiter:in, kann ich Gelassenheit ausstrahlen und Sicherheit geben. Ich bin der Anker für das Boot auf unruhiger See. Ich weiß, was als Nächstes zu tun ist, ich weiß Bescheid. Mir kann man vertrauen. Menschen mit Demenz erleben oft eine starke Verunsicherung oder haben vor Situationen Angst oder unvorstellbaren Stress. Ich als Pflegeperson kann mit Ruhe, Freundlichkeit und Respekt Menschen sicher durch den Tag begleiten.

Im Gespräch flanieren ...

... etwas, was ich in der Wohngemeinschaft gelernt habe. Es sitzen zehn Leute an einem großen Tisch und unterhalten sich in Ruhe und Freundlichkeit. Vielleicht ist Kaffeezeit. Es gibt Kaffee und Kuchen. Es geht nicht um richtig oder falsch in diesem Gespräch, nicht um wahr oder nicht,

nicht darum, eventuelle Defizite von jemandem aufzuspüren und offenzulegen oder sogar in der Tischrunde zu veröffentlichen. Vielmehr geht es um ein gemütliches Beisammensein, ähnlich dem „Zusammen-einen-Apfel-Essen", Gemeinschaft erleben.
Man fängt an, redet über das schöne Wetter draußen, belanglos, harmlos, vom Sonnenschein, und kommt von da vielleicht zur Jahreszeit und dass es schon schön warm ist draußen und dass die Rosen schon blühen und schon ist man gemeinsam (gedanklich) im Garten, kann sich austauschen über Blumen, welche man mag, wer vielleicht einen eigenen Garten früher hatte, was angepflanzt wurde und von den vielen blühenden Blumenarten, und von dem Gemüse kommt man am Tisch zum Essen, zu den dicken Kartoffeln und den Bratkartoffeln mit Speck und Spiegelei und von dort zu den Pommes und von dort zu *Fish and Chips* in England und von England zum Reisen, und gereist ist jeder Mensch irgendwann im Leben und sei es nur einmal im Leben an den Gardasee oder als Kind an den Bodensee und auf die Insel Mainau, und am Bodensee konnte man schwimmen, und schon ist man am See und so weiter und so fort. Es zählt dieses Beisammensein und dieses Gemeinsame.
Beim Flanieren im Gespräch kann man viel erleben, gemeinsam erleben bei Kaffee und Kuchen.

Gemeinschaft spüren ... Sich im Pool bewegen

In der Wohngemeinschaft war man nie alleine. Die Räumlichkeiten waren bewusst so angelegt, dass das Tagesgeschehen in einem Raum stattfand. Von früh bis spät konnte, wer wollte, sich dort in Gesellschaft aufhalten. Der Mensch ist auf Gemeinschaft angewiesen, braucht Kontakte, Nähe, Resonanz und das Gefühl, da ist jemand. Dieser große Gemeinschaftsraum, der zugleich Wohnküche, Esszimmer und Wohnzimmer war, war der Pool, in den die Bewohner:innen frühmorgens eingetaucht sind und sich gerne, mit nur kurzen Pausen, sei es vielleicht durch einen Spaziergang oder eine Mittagsruhe, darin aufhielten. Hier fand der Alltag statt. Hier wurde gemeinsam gegessen, gekocht, gesprochen, gesungen, gestritten und sich unterhalten. Hier spürte man, du bist da. Ich bin da. Allein zu wissen, dass jemand da ist, andere Menschen zu sehen und zu beobachten, kann sehr beruhigend sein. Wenn man als Mensch mit einer Demenz so sitzt, dass man nicht sieht, was hinten im Raum passiert, nicht sieht, wer da alles unterwegs ist und etwas tut, kann sich schnell verloren fühlen oder irritiert sein. Obwohl die Bewohner:innen schöne, individuell eingerichtete Zimmer hatten, hielten sie sich selten darin auf. Dort gab es keine Resonanz, keine Schwingungen, Stimmungen, die aufgenommen werden konnten. Viel lieber waren sie vorne im Gemeinschaftsraum. Viel lieber saßen sie in einem Sessel und schauten in den Raum und spürten die Anwesenheit der anderen um sie herum.

Der erste Kontakt oder Ich fühle mich gut an

Ich hatte einige Tage frei. Ich komme zum Dienst. Da sitzt jemand Neues im Sessel, ich habe von der Frau schon gehört, weiß ihren Namen und aus welchem Stadtteil sie kommt. Ich gehe zu Frau K., nehme Kontakt auf. Dieser erste Moment

der Begegnung ist unendlich wichtig. Ich will einen guten Eindruck machen. Der erste Kontakt bleibt haften. Ich lege in diesen Moment all meine Empathie, meine ganze Konzentration und meine Kraft. Ich beuge mich vorsichtig zu ihr hin, ich begebe mich auf Augenhöhe, versuche, Blickkontakt mit ihr aufzunehmen, und wenn der Blickkontakt hergestellt ist, dann spreche ich mit ruhiger Stimme und in freundlichem Ton und in kurzen Sätzen.
„Guten Tag, Sie sind Frau K., freut mich, Sie kennenzulernen!“ Jetzt kann ich schauen, wie Frau K. auf mich reagiert, ist sie angetan von mir und meinem Verhalten? Was habe ich ausgelöst mit meinem Auftreten und mit meinem Gruß?
„Ich möchte mich vorstellen, ich heiße Rita Lamm.“ Ich nenne meinen ganzen Namen. „Ich wohne in … und sie kommen aus …?“
„Ach, Sie wohnen in … Das kenne ich gut, da gibt es eine gute Bäckerei.“ Die Themen des Gesprächs sind bewusst allgemein gewählt. Was gesprochen wird, soll nicht allzu viel Persönliches von Frau K. sein. Eher etwas, das allen bekannt ist. Ich möchte nicht, dass Frau K. sich bedrängt oder ertappt oder analysiert fühlt. Ich möchte nicht, dass sie das Gefühl bekommt, dass ich auf der Suche nach ihren Mängeln oder Defiziten bin.
Ich schaue, ob Frau K. mir folgen kann. Ist sie bei mir? Ich bleibe bei der Bäckerei.
„Der Bäcker backt doch so guten Bienenstich! Das ist ja stadtbekannt!“
Wirkt sie entspannt und gelöst? Frau K. antwortet: „Ja, der ist sehr fein, den habe ich mir auch schon gekauft. Aber der ist nicht ganz billig.“
„Ja, da haben Sie recht …“

Wie geht unser Kontakt weiter?
Ich versuche eher zu plaudern, ein leichtes und unkompliziertes Gespräch zu führen, positive Assoziationen herzustellen. Es sind einige wenige Dielen im Moor der Unsicherheit und der Ungewissheit, Hölzer, auf denen wir uns bewegen, begegnen können, uns vielleicht an der Hand nehmen und einige Schritte zusammen gehen können. Da ist ein schmaler Pfad über das Moor. Es kann sein, dass Frau K. in sehr vielem sehr unsicher und auch verängstigt ist. Da suche ich sinnbildlich nach etwas, an dem wir uns gemeinsam durchs Gespräch hangeln können. Dort ein Stein und hier ein Stein. Wir können gemeinsam darauf treten, versuchen, durch die Unsicherheit zu kommen. Vielleicht bin ich die, die mit Leichtigkeit und Unbeschwertheit vorneweg geht? Und am Ende des nicht allzu langen Gesprächs haben wir ein kleines Stück gemeinsam geschafft und haben uns sinnbildlich kurz an der Hand gehalten. Und mir ist es vielleicht gelungen, sogar einen kleinen Scherz zu machen, und Frau K. schenkt mir ein Lächeln, und ich weiß, das war gut. Es wäre schön, wenn es mir gelungen wäre, wenn Frau K. ein positives Gefühl mit mir verbinden würde, oder noch schöner, vielleicht sogar mehr als eins. Wir haben viel gemeinsam vor in nächster Zeit und ich möchte schon einmal einen Megavorschuss an Vertrauen geben. Denn Vertrauen in mich und meine Person, mein Handeln ist mehr als die halbe Miete. Vertrauen ist der Sprit für den Motor, ist ein Garant für das Gelingen eines Alltags. Dass Frau K. sich an meinen Namen erinnert, sich meinen Namen merkt, ist eher unwahrscheinlich. Aber vielleicht erinnert sie sich an meine Stimme, meine Art zu sprechen, mich auszudrücken, und vielleicht erinnert sie sich daran, wie ich mich „anfühle". Es

kann haften bleiben, wie ich mich anfühle, und ich will, dass es sich einfach gut anfühlt, mit mir zusammen zu sein. Das zählt! Damit ist der erste Grundstein einer Beziehung gelegt, damit ist der Pakt geschlossen, kann Vertrauen wachsen.

Wie mag es wohl sein?

Wir wissen es nicht, wie es sich anfühlt, wenn sich durch eine beginnende Demenz das Leben, das Erleben verändert. Wir wissen nicht, was es auslöst, wenn man plötzlich sich selbst und den eigenen Kompetenzen nicht mehr vertrauen kann. Wir können es nur erahnen. Es bleibt immer nur ein Versuch, genauso wie ich mich in keinen anderen Menschen wirklich hineinversetzen kann.
Solange du nicht 1000 Meilen in den Mokassins des anderen gelaufen bist, hast du kein Recht, über ihn zu urteilen.

Zu kalt, zu heiß, zu laut ...

Es ist bekannt, dass eine Demenz oft die körperliche Wahrnehmung stark beeinträchtigt. So kann es sein, dass sich das Wärme- beziehungsweise Kälteempfinden verändert hat. Es kann nie warm genug sein in einem Raum. Es kann sein, dass man so empfindsam geworden ist, dass man beim kleinsten Luftzug meint, in einem Eiswindkanal zu stehen, und deshalb jemand im Sommer mit dem Wintermantel aus dem Haus gehen will. Es kann sein, dass Geräusche sehr viel lauter wahrgenommen werden. Stühlerücken als schmerzhafter Lärm empfunden wird, der einfach nicht zum Aushalten ist, der als grobe boshafte Körperverletzung empfunden wird. Oder dass allein das Geräusch von schlurfenden Hausschuhen sich anhört, als ob jemand direkt neben einer Kreissäge sitzen würde. Vor allem bei Geräuschen habe ich es so erlebt. Geräusche oder auch zu viele Menschen in einem Raum, laute Gespräche, können als starker Stress empfunden werden. Aktivierungsangebote, gut gemeint, können zu lange dauern, zu laute Musik im Raum, ein laufender Fernseher, solche Geräuschkulissen können nur noch als Reizüberflutung wahrgenommen werden. Da hilft oft nur die Flucht aus dem Raum, die Flucht nach vorne, aus der Situation heraus. Für uns als Betreuer:innen ist es wichtig, wachsam zu sein und in dem Moment für Entlastung, Entspannung zu sorgen. Dann hilft manchmal auch die altbekannte Weisheit: Weniger ist mehr!

Achtsam sein

Achtsamkeit, eine Modeerscheinung. Achtsamkeitstraining.
Wie gehe ich achtsam mit mir um?
Wie gehe ich achtsam mit meinem Gegenüber um? Achtsamkeitstraining in einer Pflegeeinrichtung.
Achtsamkeit. Wie geht das?
Ich bin ruhig und still, atme ruhig ein und aus und versuche, die Situation, in der ich mich befinde, aufmerksam wahrzunehmen.
Welche Schwingungen sind im Raum? Welche Stimmung erfüllt die Luft? Wie ist es? Laut, hektisch, stressig, fröhlich, traurig. Achtsam sein, mit Bedacht Worte suchen und äußern, mit Bedacht Worte wählen. Achtsam sein, auf das Gegenüber

achten. Achtsam sein, auf Mimik, Gestik achten. Ist da ein Lächeln im Gesicht? Zieht sich jemand zurück, legt seine Stirn in Falten, verspannt sich, ballt die Fäuste, schlägt um sich, strahlt Ablehnung aus? Achtsam sein kann man üben.

Austausch im Team

Jeder Mensch hat eine andere Sicht auf die Dinge. Jede Situation, in der Menschen zusammenkommen, wird von allen, die dabei sind oder waren, anders betrachtet, wahrgenommen und erfahren. So sind Besprechungen im Team sehr wichtig. Es geht darum, sich immer wieder auszutauschen, sich und die Arbeit immer wieder zu hinterfragen.
Passt alles so?
Eine Person empfindet eine Situation erdrückend und schwer, die nächste findet dies nicht. Jemand findet das Verhalten eines Menschen mit Demenz schwierig und hat das Gefühl, über die eigenen Grenzen gehen zu müssen, für jemand anderen im Team ist etwas anderes ein Problem. Sich auszutauschen, ist hilfreich, und es kann auch sehr entlastend sein für alle, die in der Einrichtung arbeiten. Zu sehen, da ist eine Person, die hat ähnliche Schwierigkeiten oder Probleme in einer normalen Alltagssituation. Man entwickelt im tagtäglichen Umgang eine Routine, Verhaltensweisen, die sich als praktikabel erwiesen haben, und jemand anders weiß vielleicht gar nicht, dass dies oder jenes so am einfachsten geht und funktioniert. Dann ist ein Austausch eine wirkliche Hilfe. Alle, die in diesem Team und eng mit den Bewohner:innen einer Wohngemeinschaft für Menschen mit Demenz oder in einer Tagespflege arbeiten, machen Erfahrungen, sammeln Erfahrungen

und können sich austauschen. Alle, die dort arbeiten, werden unumgänglich zu Expert:innen für den Umgang mit den ihnen anvertrauten. Da hängt es nicht unbedingt von der Profession ab, manchmal entscheidet einfach der Zugang zu der Person oder der Zugang zu der Person in genau diesem Moment und in genau dieser Situation. Am nächsten Tag, in der nächsten Stunde kann wieder alles ganz anders sein. Es gibt alles. Alles ist möglich. Einen Zugang zu haben, ist manchmal Glück in dem Moment. Glück für die betreuende Person und die Bewohnerin oder den Bewohner. Glück zusammen zu sein und vielleicht gemeinsam in den Garten zu gehen und dort auf einer Bank in der Sonne zu sitzen.

Du, bloß kein Du! Professionelle Distanz

„Du“ ist schnell gesagt. „Du“ ist herzlich und schafft Nähe. „Du“ macht es leichter. „Du“ in der Pflege ist ein Unding! Warum kann ich eine Person, die ich seit Jahren umsorge und pflege, nicht duzen? Warum kann ich eine Person, die mich duzt, nicht duzen? Warum kann ich nicht eine Person duzen, mit der ich mich so gut verstehe, lache, Witze erzähle? Mit der ich eine innige Nähe habe und dies schon über Jahre, alltäglich? Es ist ein schwieriges Thema. Menschen mit Demenz, aber auch Menschen, die in Einrichtungen leben, brauchen Nähe und Geborgenheit, suchen sie, und dies gerade auch beim Personal.

Meine Meinung ist: Es gibt keinen Grund, eine Person, die mir anvertraut ist, zu duzen. Es gibt keinen Anlass und kein Recht. Auch wenn wir über Jahre täglich acht Stunden zusammen verbringen, gibt es einfach keinen Grund.

Ich als Pflegeperson bin nicht mit der Person verwandt, ich bin nicht die Tochter und nicht der Sohn, auch nicht der gewünschte Schwiegersohn. Ich will dies auch nicht sein. Ich habe neben meinem beruflichen Leben noch mein eigenes, und das ist gut so, und die alte Frau, die jetzt, weil das Leben so gespielt hat, tagein, tagaus mit mir zusammen ist, weil sie pflegebedürftig ist, weil sie nicht mehr alleine zu Hause leben kann, diese Person hat sich den Kontakt mit mir nicht ausgesucht, und sie hatte eine eigene Wohnung, und sie hat, obwohl sie in einer Einrichtung wohnt, ihr eigenes Leben und ihre Hülle einer Privatsphäre. Das Recht auf „Sie" schafft für mich eine Distanz, die ich brauche. Eine gesunde Distanz, die mir Freiraum gibt, bei der ich frei bleibe und mich nicht wie ein Sohn, eine Tochter verhalten muss. Ich bleibe die erwachsene und unabhängige Person, die ich bleiben will. Auch wenn es in einem Gefüge aus Menschen, sei es in einem Team oder in einer Pflegeeinrichtung, selbstverständlich und automatisch zu Strukturen kommt, die stark an familiäre Verbünde erinnern, und ich mich so fühle und verhalte, wie ich es in meiner Herkunftsfamilie gelernt habe. Das kann bewusst, aber vielmehr unbewusst geschehen. Wenn ich beim „Sie" bin, kann ich nicht zu Dingen herangezogen werden und nicht so leicht „missbraucht" werden. Bei all diesen engen Kontakten ist das „Sie" mein Schutzschild. Hier ist meine Grenze. Hier ist Stopp. Ich darf sagen: bis hier und nicht weiter. In einem so engen tagtäglichen Zusammenleben, menschlichen Zusammensein, werden klare Grenzen benötigt. Sie helfen mir und allen anderen auch. Sich abzugrenzen ist eine wichtige Übung und Maßnahme. Eine sogenannte professionelle Distanz ist eine Haltung, in die ich mich begebe, sobald ich die Einrichtung betrete, sobald ich mich umgezogen habe und meine Arbeitskleidung trage. Eine professionelle Distanz hilft mir unter anderem, schwere Schicksalsschläge oder schwere Verläufe und Entwicklungen von Erkrankungen von mir emotional fernzuhalten. Diese innere Einstellung zu meiner Arbeit und zu den Menschen schützt mich vor einem Ausbrennen und vor einem Mitleiden, das unangebracht ist und letztendlich niemandem hilft.

Ich als Pflegeperson ...

Ich bin da, ich kümmere mich, ich umsorge, ich begleite, ich pflege, ich wasche von Kopf bis Fuß, ich berühre an intimen Stellen, ich tröste, ich reiche einen warmen Tee, ich gebe eine Spritze, trage viel Verantwortung, helfe beim Sterben, halte die Hand, wische Tränen ab, ich sorge mich, um die, die mir anvertraut sind, aber all dies als Profession und nicht als private Person.
Ich als Pflegeperson bin berührt und gehe nach Hause und lasse die Arbeit und die Menschen dort, wo sie sind. Ich habe einen Wall, der mich schützt. Die professionelle Distanz schützt mich. Diese Haltung benötigt Übung und eine gewisse menschliche Reife. Nur so kann ich jedoch meine Arbeit gut machen.

Validation

Validation ist eine Kommunikationsmethode, die sich im Umgang mit Menschen mit Demenz sehr etabliert und

bewährt hat. Grundsätzlich kann man sagen: Wer validiert, stellt die Realität eines Menschen mit Demenz nicht infrage, sondern erkennt diese als Wahrheit an. Dem Gegenüber wird mit Respekt, Einfühlungsvermögen und Empathie begegnet. Validieren ist eine Kommunikationsform, die zwar sehr viel Übung und Erfahrung und einen vertrauensvollen Rahmen benötigt, aber eben auch schafft. Durch gelingendes Validieren können unter anderem Emotionen gespiegelt, ein Raum für Gefühle aufgemacht und dadurch ein Ventil geschaffen werden. Aber auch eventuell (frühere) Lebenskonflikte gelöst werden. In einem vertrauensvollen Umfeld können Lebensthemen, Lebenserfolge und die Identität einer demenziell veränderten Person gestärkt werden. Wir alle, aber besonders Menschen mit Demenz, sind auf eine liebevolle Umgebung, in der Wohlbefinden die oberste Priorität hat, angewiesen.
Zwei Namen seien in diesem Zusammenhang genannt: Nicole Richard und Naomi Feil. Naomi Feil, eine deutsch-amerikanische Gerontologin, entwickelte das Validieren. Nicole Richard, eine Gerontologin, setzte sich mit der Validation nach Naomi Feil auseinander, baute sie weiter aus und nannte sie „Integrative Validation“.

Identität stärken – Ein kleines Beispiel

Man sitzt zusammen am Tisch und trinkt Kaffee, redet in der Gemeinschaft über die blühenden Blumen vor dem Fenster und über die anstehende Obsternte auf den Feldern. Man redet von der Landwirtschaft, und dann ist da Herr M., und er war ja Landwirt, ein guter Landwirt, und man kann

Herrn M., der sich selbst nicht mehr so gut äußern kann, loben und erzählen, welch schöne Äpfel er immer hatte. Es war im ganzen Dorf bekannt, wie gut die Äpfel waren, und auf einmal ist Herr M. stolz und lächelt. Herr M. ist nicht mehr unruhig oder schweigt ernst und betreten, weil er sich nicht mitteilen kann. Nein, er ist wieder beziehungsweise immer noch der stolze Bauer, der er war. Für diesen Moment an diesem Tisch und in dieser Kaffeerunde.

Die Fassade halten

Den Schein wahren. So tun, als wäre alles in Ordnung.
So tun, als wäre ich die Herrin der Lage.
So tun, als wäre ich nicht dement.
So tun, als könnte ich alles selbst bestimmen. Den Alltag meistern.
Wissen, was man anzieht, wohin man geht. Was man essen und trinken möchte. Den Kaffee mit Milch und Zucker oder lieber ohne Zucker.
All das Wissen kann weg, fort sein.
All das Wissen kann verschwinden, sich auflösen, und man selbst merkt es.
Aber man will nicht, dass die anderen dies merken, mitbekommen.
In den Gesprächen und in den Fragen des täglichen Lebens will ich zurechtkommen, will ich mich auskennen.
Lange kann ich die Fassade halten.
Lange kann ich so tun, als sei alles „normal", und das Gegenüber merkt es nicht.
Lange, und das kann sehr anstrengend sein.

Ich halte die Fassade … und keiner merkt es.
Aber:
Ich halte mich an der Fassade.

Hin- und weg… hingehen

Hin- und weggehen, sich auf den Weg machen, um Besorgungen zu machen, Dinge zu erledigen. Ein Leben lang gehen wir außer Haus, erleben etwas, sind geschäftig und haben Wichtiges zu tun.
Nun im hohen Alter sitzen wir an einem Tisch mit fremden Menschen und sollen Kaffee trinken und Kuchen essen! Dabei wollte ich nur kurz zur Post und den Brief aufgeben und dann noch Milch und Brot kaufen. Es ist dringend. Der Brief muss heute noch weg …
Ein „Klassiker" in der Pflege bei Menschen mit Demenz ist der Drang zu gehen. Jemand steht im Mantel mit Handtasche am Arm an der Tür der Station und hat entschieden, jetzt sofort zu gehen. Dann kann es durch ein validierendes Gespräch, durch ein Stück gemeinsames Gehen gelingen, jemanden umzustimmen, doch noch zu bleiben und erst einmal zu frühstücken oder Mittag zu essen und dann erst zu gehen. (Wichtig! Die Intention dabei ist, das Gefühl der Person zu verstehen und dadurch den Wunsch zu gehen zu verändern.)

Hin- und weggehen

Auch aus einer Situation oder einem unangenehmen Gefühl herauszuwollen, kann das Bedürfnis des Gehens auslösen.

Ich will gehen, ich will hier weg. Ich weiß nicht, wo ich bin. Ich weiß nicht, was um mich herum passiert. Ich weiß nicht, was mit mir passiert. Was kann ich nur machen? Ich will heim. Ich will zu meiner Mutter. Ein Satz, der von Menschen mit Demenz immer mal wieder formuliert wird. Dort bin ich sicher und fühle mich geborgen. Ich will hier weg!
Stundenlanges nächtliches Gehen oder von einem Tisch aufstehen und einfach mal eine Runde gehen, ist oft ein starkes Bedürfnis von Menschen mit Demenz.
Gehen kann für Menschen mit Demenz eine große emotionale Entlastung sein! Wenn man in Gefühlen verhaftet ist und nicht darüber sprechen kann oder sie einfach nicht loswerden kann, dann kann gehen, den Flur hoch und herunter, immer wieder, die gleiche vertraute Strecke gehen, entlasten, Spannung abbauen und so wohltuend sein.

Angst und eine schreckliche Situation

Ich bin irgendwo, alles fühlt sich fremd an. Das Zimmer, wie es eingerichtet ist, die Möbel, das Bett, der Geruch im Raum, die Geräusche vom Flur, das Licht, wie es durch die Jalousie fällt. Die fremde Stimme. Was will diese fremde Frau von mir? Ich verstehe nicht. Was will sie nur? Ich bekomme es mit der Angst zu tun. Ich habe heillose Angst. Plötzlich greift jemand nach mir, nach meiner Hand, hält sie fest. Diese Stimme, diese Frau! Sie will mich herausreißen aus diesem Warmen hier. Ich kenne sie nicht. Was will sie von mir? Sie sagt, ich soll aufstehen. Kann ich ihr vertrauen? Jetzt eine andere Stimme. Sie ist freundlicher, mir auch von irgendwo vertraut. Aber jetzt vermischen sich die beiden

Stimmen. Diese Frauen sympathisieren. Ich will nichts mit ihnen zu tun haben. Ich drehe mich weg …
Diese Pflegesituation verlief einfach nur schrecklich. Wenn sich solche Situationen oft wiederholen, wird der Mensch mit Demenz kontinuierlich verunsichert, misstrauisch und zunehmend traumatisiert. Es kann sein, dass diese Person sich mehr und mehr zurückzieht, nicht „führbar" ist und deshalb mit Beruhigungsmittel „beruhigt, eingestellt" werden muss.

„Ich geh dann mal" – Situative Übergänge

So einfach ist das nicht. Eine Verabschiedung am Ende des Besuchs in einer pflegerischen Einrichtung kann ein schwieriges Unterfangen sein. Menschen mit Demenz können, je nach Ausprägung der Demenz, Situationen nicht von außen betrachten. Es kann passieren, dass sie sich aus dem Zusammenhang gerissen, plötzlich verloren fühlen. Warum geht mein Mann? Wo geht er hin? Warum geht er? Verlässt er mich? Wir waren doch immer zusammen! Ich möchte nicht, dass er geht.
Abschiedsszenen können so unnötig dramatisch werden. Herzzerreißende Abschiede müssen nicht sein. Diese Momente und situativen Veränderungen können von Betreuungspersonal und Angehörigen klug und liebevoll gestaltet und tatsächlich wie eine kleine Inszenierung geprobt werden. Auch dieser Satz: „Ich komme doch morgen wieder!", kann über den Schmerz und das Nichtverstehen des momentanen Verlassenwerdens nicht hinwegtrösten. Eine gute Absprache kann alle Beteiligten vor Schmerz und Tränen bewahren.

Auch in vielen anderen Situationen, in Betreuungsrunden oder bei Besuchen, kann es sehr wichtig und hilfreich sein, Übergänge zu gestalten. Es kann passieren, dass an einem Betreuungsnachmittag ein Mensch mit Demenz durch ein nicht gut geplantes Programm oder unvorhersehbare Ereignisse in Angst und Unsicherheit gerät und dann einfach nur noch gehen will. Deshalb ist es klug und wichtig, das Programm so zu gestalten, dass die Wechsel von Aktivitäten und Ruhephasen, von Ankommen und Weggehen, den Bedürfnissen der Teilnehmenden entsprechen. Überforderungen durch zu lange und komplexe Aktivierungsangebote sollten vermieden werden.

Ich werde gebraucht

In der Wohngemeinschaft hat jemand am Morgen Wäsche zusammengelegt. Zwei Körbe voll Wäsche waren zu versorgen. Eine Bewohnerin sitzt am Tisch. Sie war eine fleißige Frau, ihr ganzes Leben lang. Sie hat immer viel körperlich gearbeitet. Sie hat auf dem Feld gearbeitet und hat einen Haushalt geführt und Kinder großgezogen. Natürlich hat sie ein Leben lang Wäsche zusammengelegt. Wie wunderbar ist es für sie, als sie mit dem Satz: „Oh, Sie könnten mir helfen, dann bin ich schneller fertig!“, zum Wäsche-Zusammenlegen eingeladen wird. Wie schön für sie, gebraucht zu werden, jemandem helfen zu können.

Sinnhaftigkeit

Sinn! Wann hat alles einen Sinn? Hat mein Leben einen Sinn? Bin ich wichtig, für diese Welt, für irgendjemanden in dieser Welt? Sieht mich jemand?
Dazu fällt mir die sogenannte Nonnen-Langzeitstudie ein. 1986 wurden in Kentucky in den USA ungefähr 600 Nonnen im Alter zwischen 76 und 107 Jahren untersucht. Es wurde beobachtet, dass diese Nonnen, obwohl degenerative Veränderungen im Gehirn wie bei Alzheimer festgestellt worden waren, doch fähig waren, anspruchsvolle Tätigkeiten auszuführen, die dem gemeinsamen Klosterleben dienten.
Wenn Sinnhaftigkeit erlebt wird, wenn ich erfahre, dass ich Teil eines großen Ganzen bin, dann fühle ich mich lebendig und getragen. Dann bin ich Teil des Mosaiks, ein Teil des Universums oder Teil eines Systems, in dem ich wichtig bin, eine Funktion habe, wo sonst gähnende Leere wäre.
Wie viele alte Menschen fühlen sich in unserer Gesellschaft nicht mehr gebraucht?

Routine ... Sicheres Terrain, Müdemacher ...

Routine, routinierte Abläufe; geübte Handlungsweisen, oft gemacht und oft geübt. Wenn man eine Routine erreicht hat, hat man viel geübt, viel dafür getan.
Routine gibt uns Sicherheit und einen Halt. Routine ist das Geländer, an dem entlang wir uns durch manchen Alltag hangeln. Routine benötigt nicht allzu viel Kraftaufwand. Die schöne Seite der Routine ist das sichere Terrain, die Souveränität. Die gleichen Handgriffe tagtäglich bei

Alltagsverrichtungen. Die gleichen Zeiten, wann es Frühstück gibt, nach dem Frühstück gibt es einen Spaziergang, danach eine Gymnastikrunde, man sitzt immer am gleichen Platz auf dem gleichen Stuhl, es werden dieselben Lieder gesungen, dieselben Sätze, derselbe Witz gerissen wie jeden Tag, in genau der Situation. Ach, und ist es nicht wunderbar, dass es so ist? Zeichnet nicht genau die Planbarkeit dessen, was gleich geschieht, eine Vertrautheit aus, eine große Sicherheit? Man kann dann auch darüber schmunzeln und lachen, weil man ja jetzt „seine Pappenheimer" kennt. Aber nur bis zu einem bestimmten Punkt! Dann kommt der Moment, in dem Routine uns lähmt, immer dasselbe, immer das Gleiche, immer in der Situation!

Es passiert nichts Neues mehr, die Fragen sind klar, die Antworten. Alles spielt sich jeden Morgen gleich ab und leider nie anders, und dann erdrückt uns die Routine. Sie macht müde und erschöpft und es gibt einen Punkt, an dem man sagt: Ich kann es nicht mehr hören. Oder einen Moment, in dem man denkt: Nicht schon wieder! Immer dasselbe bis zum Sankt-Nimmerleins-Tag! Und dann ist man froh, wenn jemand Neues ins Team kommt, jemand anderes der Frau morgens beim Waschen und Anziehen hilft, da macht es jemand mit frischem Elan und ausgeruht, mit frischem Mut und einer anderen Herangehensweise, und plötzlich kämmt die Frau, die sich die letzten Wochen, ja vielleicht Monate sogar, hat kämmen lassen, sich selbst. Nimmt den Kamm und kämmt sich oder geht plötzlich ein paar Schritte mit jemandem über den Flur, wo sie sich so lange nicht getraut hat. Ja, es tut gut, eine Routine zu durchbrechen, Dinge anders zu machen, es zumindest mal zu versuchen. Sich und sein Handeln in einer Pflegeeinrichtung einfach einmal wieder mit jemandem zu überdenken oder von außen betrachten zu lassen. Plötzlich passiert etwas anderes und gefällt und kann entlasten, und das ist wunderbar und fühlt sich lebendig an.

Feinstofflich unterwegs

Wenn ich mit Herrn K. spazieren ging, an manchem lauen Sommerabend bis zur großen Weide und zurück, wurde nicht viel gesprochen. Wir gingen einfach nebeneinanderher. Es hatte den Tag über immer mal wieder geregnet. Die Straßen waren noch nass. Wo war Herr K. in Gedanken? War das überhaupt wichtig? Wir waren zusammen draußen, spürten den leichten Sommerwind, den harten Grund der Erde, sahen das satte Grün der Wiesen, hörten die Schwalben kreischen, weiter weg bellte ein Hund. Bei der Weide machten wir meist kehrt und gingen zurück. Der Weg führte zwischen den Wiesen hindurch, an einem kleinen Bach entlang. Dann kamen wir wieder zurück auf den Bordstein. War es wichtig, was Herr K. dachte, bekam er überhaupt etwas mit?
Natürlich!
Ich sah, wie er kurz stehen blieb, zu Boden schaute und dann zwei Schritte nach rechts machte, um einem Regenwurm auszuweichen.

Ich spüre, was dich bewegt

Ein andermal ging ich mit einer Bewohnerin spazieren, die übliche Runde, einmal um den Block. Wir sprachen nicht, jede hing ihren Gedanken nach. Ich hatte mich über eine Kollegin geärgert und trug den Ärger mit mir herum, wie einen sperrigen Rucksack. Da sagte die Bewohnerin einfach so, plötzlich: „Das ist doch eine Scheiße!" Ja, so war es wirklich. Sie hatte meinen Ärger gespürt, ihn wahrgenommen und ausgesprochen.

Resonanz, Stimmungen sind ansteckend!

Zu dem Thema „feinstofflich unterwegs sein" passt das Stichwort Resonanz sehr gut. Manchmal hatte ich das Gefühl, wenn eine:r der Bewohner:innen Unmut äußerte oder Angst hatte, übertrug sich dies in rasender Geschwindigkeit auf alle anderen im Raum. Dann schien es mir, als ob die Schwingungen sich multiplizierten und die Emotionen überschwappten, die Stimmungen ansteckend waren. Angst und Unruhe, Ärger und Wut wurden aufgenommen und plötzlich war der ganze Raum davon erfüllt. Plötzlich hatte jeder einen Grund, sich zu ärgern und sich aufzuregen. Aber genauso konnte es auch in die andere Richtung gehen. Fröhlichkeit und Leichtigkeit konnten sich ebenso schnell ausbreiten und alle erfassen und mitreißen. Dann waren alle ausgelassen und fröhlich und es wurde viel gelacht, einfach nur um des Lachens willen. Vor allem Menschen mit Demenz im fortgeschrittenen Stadium nehmen Stimmungen direkt auf. Ja, sie sind förmlich darauf angewiesen, sie orientieren sich an ihrem Umfeld, am Gegenüber. Selbst wenn sie den Grund für eine Stimmung im Raum nicht benennen können, kann er für sie stimmungsweisend für den Moment sein.

Ein Ausflug mit Heimfahrservice

An einem Nachmittag kam meine Nachbarin nach Hause und meinte zu mir: „Schnell, du musst mitkommen, da sitzt eine demente Frau auf einem Stein. Du kennst dich doch mit Dementen aus."
Gemeinsam gingen wir nach unten und die Straße entlang zu einem nahen Wäldchen. Ja, tatsächlich, da saß eine ältere, grauhaarige Dame auf einem Stein. Sie wirkte weder verängstigt noch gehetzt, eher wie jemand, der auf einem Ausflug eine Rast einlegt. „Sie scheint keine Papiere bei sich zu haben. Ich habe in ihrer Jackentasche nachgeschaut. Sie hat um sich geschlagen."
Ein ungefähr fünfzehnjähriger Schüler hatte sein Fahrrad und seine Schultasche am Wegrand abgestellt und stand bei der alten Dame. Ich ging zu ihr hin, beugte mich zu ihr und reichte ihr meine Hand.
„Guten Tag! Wie geht es Ihnen?", sprach ich sie an.
Sie ergriff meine Hand. „Ach, wir kennen uns", meinte sie, „Schön, dass wir uns treffen." Wir strahlten uns an. Es war eine äußerst freundliche Begrüßung. „Wollen wir ein Stückchen zusammen gehen?", fragte ich. „Ja, gerne!"
Sie stützte sich auf ihren Stock, an dem sich ein kleiner Aufkleber mit ihrer Adresse befand, und erhob sich.
„Wollen Sie sich bei mir einhängen?", fragte ich. Sie hakte sich bei mir unter und gemütlich schlenderten wir die Straße entlang durch das Wohngebiet.
„Auf dem Tennisplatz haben mein Mann und ich früher immer Tennis gespielt." Es gab weit und breit keinen Tennisplatz, stattdessen ein Neubaugebiet mit Einfamilienhäusern. „Und, haben Sie gewonnen?" „Nein, er spielte auch sehr gut."

Meine Nachbarin rief, während wir unseren Spaziergang fortsetzten, im Heim an und erkundigte sich nach der Dame. Ja, das wäre Frau B. Sie würde öfters mal außer Haus gehen und dann auch weitere Strecken zurücklegen. Sie solle doch ein Taxi bestellen und sich wieder zurückbringen lassen. Frau B. und ich gingen gedanklich weiter am Tennisplatz entlang. Sie erzählte mir aus ihrem Leben mit ihrem Mann und den beiden Söhnen, dass der eine Sohn gleich zum Tee kommen würde, und dies und das. Es war ein schöner Spaziergang. Als der Taxifahrer kam, stiegen wir beide ein und der Taxifahrer chauffierte uns zum Pflegeheim. Frau B. scherzte mit ihm und meinte, sie würde nie mehr mit ihm fahren, da er ja sehr schnell fahre. Der Taxifahrer meinte, das wäre gut, dann wäre sie doch pünktlich zu Hause, wenn der Sohn zum Tee kommt. Als wir das Heim erreichten, meinte Frau B., sie wolle uns jetzt noch ihre Schule zeigen, bevor der Sohn zum Tee kommt. Eine freundliche Pflegerin nahm Frau B. in Empfang. Der Taxifahrer und ich verabschiedeten uns.
So etwas geht: Niemand hat davon gesprochen, dass Frau B. weggelaufen war und wie gefährlich das war.
So etwas geht: Ein Spaziergang am Tennisplatz entlang, wo weit und breit keiner ist. Söhne, die zum Tee kommen, und die Schule, in die man als Kind ging, ein freundlicher Fahrer. So etwas funktioniert, man muss nur offen dafür sein. Frau B. fühlte sich verständlicherweise nur in dem Moment bedroht und belästigt, als meine Nachbarin in ihrer Jackentasche nach einem Geldbeutel bzw. nach Papieren gesucht hatte.

Was ich noch zu sagen hätte, dauert eine Zigarette und ein letztes Glas im Stehen … Reinhard May

Ausgebrannt und alleingelassen

Alltag im Pflegeheim mit dreißig Personen, die auf einem Stockwerk wohnen und gewaschen, angezogen und mit Frühstück versorgt werden wollen?

Den Bedürfnissen von so vielen alten und gebrechlichen Menschen gerecht zu werden, unter Zeitdruck und mit viel zu wenig Personal. Die mir anvertrauten Menschen ungenügend und unbefriedigend versorgt zu haben. Dieses Gefühl kenne ich leider nur zu gut.

Die unregelmäßigen Dienstzeiten, Tag- und Nachtdienste, bei Personalmangel einspringen müssen. Die Woche oder den morgigen Tag umplanen müssen, weil man einspringen muss. Hunderte von Überstunden machen, aushelfen, ständig Lücken im Dienstplan füllen, weil man die Kolleg:innen nicht hängen lassen will. Nach einem langen Spätdienst um 22 Uhr nach Hause kommen und nicht zur Ruhe kommen. Um Mitternacht zu Bett gehen und am nächsten Morgen wieder um kurz nach sechs Uhr auf der Matte stehen … Und wieder hat jemand gekündigt und wieder ist eine Stelle über Monate nicht besetzt, weil man Personalkosten sparen will. Oder weil es kein fachlich qualifiziertes Personal gibt!

Dieser ständige Stress, dieser ständige Appell an das eigene Gewissen! Diesem Druck können die Wenigsten standhalten. Diese Belastung kann nur krank machen! Ausgebrannt sein, der Burn-out bei Pflegekräften. Der Wahnsinn!

Einen beruflichen Anspruch zu haben, in der Ausbildung die hohen, menschenfreundlichen Maßstäbe zu lernen, wie gute Pflege geht, und dann die grausame, menschenunwürdige Realität zu sehen und auszuhalten, ist ein wichtiges Argument, warum viele wieder schnell aus der Pflege aussteigen. In vielen Pflegeheimen und Krankenhäusern werden Pflegekräfte verheizt, knallhart Personal gestrichen und Stellen bewusst über Monate nicht besetzt, Prozesse rationalisiert, um Personalkosten zu sparen, um noch mehr Profit aus einem Unternehmen, sprich einer Seniorenwohnanlage, herauszuholen. Diejenigen, die die Missstände nicht ertragen und kündigen oder gehen, werden durch andere ersetzt, die vielleicht auf eine Anstellung, auf den Job, auf das Geld angewiesen sind. Die seelischen Nöte, an denen überlastete Pflegekräfte leiden, seien es Schlaflosigkeit, Herzrasen, Versagensängste, Schuldgefühle, Panikattacken, Depressionen, spielen ebenso wenig eine Rolle wie die teilweise menschenunwürdigen Umstände, die Einsamkeit und die Isolation der Bewohner:innen.

Was für eine Gesellschaft ...

... in der alte und gebrechliche Menschen in Heimen weggesperrt werden, über Jahre verwahrt werden. Mit der Unterbringung und Versorgung von Senior:innen werden Millionen verdient. Es ist ein lukratives Geschäft. Aber nicht für die, die tagtäglich mit ihnen zusammen sind und so viele persönliche Details über sie wissen, die sich Tag für Tag und Nacht für Nacht sorgen, nicht die bekommen das Geld, sondern Träger, wie man so schön sagt. Karitative Einrichtungen, die auf Gewinn aus sind, die genauso von Geldgier und kapitalistischen Grundausrichtungen durchdrungen sind. Auch wenn karitativ „helfend" heißt. Überall, in allen Bereichen geht es um Kapital, um Gewinnoptimierung.
Eine Pflegekraft, die aus rein menschenfreundlichem Ansinnen in diesem Beruf eine Ausbildung macht und sich

entschließt, all diese Strapazen mit ungesunden Dienstzeiten, Tag- und Nachtdiensten auf sich zu nehmen, steht direkt an der Pflegefront, steht mit manch innerer Not und gestresst am Pflegebett. Das ist unser System, die grausame und menschenunwürdige Realität in vielen Heimen und Einrichtungen.

Viele Pflegekräfte zahlen und rechnen mit einer anderen Währung als die, die an den Schreibtischen sitzen und die Kosten- und Gewinnabrechnung machen.

Viele Pflegekräfte wollen einen guten Job machen und wollen, dass es denen, die ihnen anvertraut sind, gut geht, wirklich gut. Das System, unsere Gesellschaft, in der mehr Geld für Banken als für Schulen ausgegeben wird, unsere Gesellschaft, ausgerichtet auf Leistung und Gewinne, investiert, auch wenn sie als „soziale" Marktwirtschaft beschrieben wird, nicht wirklich in die Gesellschaft und in die Menschlichkeit. Pflegekräfte, Erzieher:innen, Pädagog:innen, Sozialarbeiter:innen, Lehrer:innen, Polizist:innen, all diese Menschen, die unsere Gesellschaft menschlicher machen, stehen auf der Liste derer, die wertgeschätzt werden, ziemlich am Schluss. So sind die Werte.

Kapitel 3: Reisetipps für Angehörige

Was Angehörige fühlen

Die Angehörigen sind oft diejenigen, die, ob sie wollen oder nicht, eine riesengroße emotionale Last tragen, allein der Situation geschuldet, An- oder Zugehörige zu sein.
„Eigentlich will ich damit nichts zu tun haben."
„Ich will nur mein Leben leben und meine Ruhe haben!"
„Ich habe beruflich viel zu tun, genau jetzt, gerade jetzt!"
„Meine Kinder und mein Mann brauchen mich, ich kann mich nicht aufteilen, wie soll ich dem allen gerecht werden?"
„Warum stirbt er denn nicht endlich! Was das kostet! Da geht ja das ganze Haus drauf. Mit dem Geld könnten wir das Studium der Kinder finanzieren."
„Solange sie mich noch erkennt, so lange sie noch weiß, wer ich bin, komme ich so oft wie möglich."
„In der Zeit, als meine Mutter im Heim lebte, ging mein Vater jeden Nachmittag zur ihr. Sie aßen zusammen einen Apfel und gingen spazieren."
„Ich will, dass meine Tochter ihre Großmutter in Erinnerung behält, deswegen besuche ich sie zusammen mit ihr."
„Durch die Demenz seiner Mutter wurde mein Mann weicher und ließ viel mehr Gefühle zu."
„Oft war ich überfordert. Oft war mir die Aufgabe, die mir das Leben mit seiner momentanen Art des Seins, ja, seinem nun veränderten Leben stellte, eine Nummer zu groß.

Manchmal fühlte ich mich dem allen nicht gewachsen. Manchmal war ich einfach nur fassungslos."

Aufbruch ... Übergang und Abschied

Bei einer beginnenden Demenz …
Ein Bild kam mir manchmal in den Sinn: Die Angehörigen am Ufer.
Da stehen die An- und Zugehörigen am Ufer und sehen ihren Liebsten weit hinaus aufs offene Meer treiben. Mal dreht sich derjenige zurück und winkt, dann verschwindet er wieder in den wogenden Wellen der aufgewühlten See.
Da stehen die erwachsenen Kinder, die „verlassenen" Ehepartner:innen und können nicht fassen, dass jemand sich so verändert, mit einem Mal nicht mehr der ist, der er war. Da ist derselbe Mensch, der er immer war, und doch ist er ganz anders. Dann gibt es Tage, Stunden, Besuche, die gut gehen, bei denen er wieder ganz der Alte ist, so vertraut, wie man ihn kennt, und dann gibt es so viele Stunden, in denen die Entfremdung, die Verfremdung, das Gespräch oder das nicht stattgefundene Gespräch so traurig machen, dass es bis ins Tiefste schmerzt. Dieser Verlust passiert langsam und allmählich, ist unwiderruflich und doch nicht endgültig. Diese Veränderung der Person in Raten schmerzt und macht immer wieder traurig.

Das Tor zur Demenz oder von allem was!

Eine Demenz kann schleichend und mit unklaren Ängsten, größer werdenden Sorgen oder einer nur schwer erkennbaren Depression beginnen. Panikattacken und starke Anfälle von Unruhe und Getriebensein und ein undefinierbares Unwohlsein können Tage und Nächte bestimmen. Es kann für alle im näheren und weiteren Umfeld für längere Zeit verborgen bleiben, was hinter einer Vergesslichkeit oder einer verminderten Konzentrationsfähigkeit oder einer allgemeinen Unsicherheit steckt.

Hadern

Mein Vater saß stundenlang auf seinem Platz in der Küche und schaute nach draußen. Er prüfte das, was er geschaffen, erschaffen hatte, und das, was er vielleicht versäumt hatte. Er sprach mit meiner Mutter über all das, was ihn beschäftigte, und dann fielen so Sätze wie: „Wir haben einen Fehler gemacht. Wir hätten es anders machen sollen. Wenn man gewusst hätte, wie alles kommt, dann hätte man …“ Er ging mit sich streng ins Gericht. Er prüfte und wog ab und bei diesem Gedankentreiben zog er mehr und mehr den Kürzeren. Er verlor. Er verlor alles: sich selbst, das Gefühl der Zufriedenheit und der Rechtschaffenheit, den Glauben an sich und sein Geschaffenes.

Wut und Verzweiflung

Und dann gibt es noch das Szenario, dass die Betroffenen selbst merken, dass sich etwas verändert, und dann voller Verzweiflung sind und kämpfen und wütend sind. Die die Herdplatte anlassen und aus dem Haus gehen. Natürlich will die betroffene Person nicht ständig vorgeführt bekommen, dass sie gewisse Dinge nicht mehr kann. Natürlich will sie ihre Autonomie behalten und dann gibt es Streit im Haus und Verzweiflung und Tränen tagein, tagaus über Monate, Jahre.

Ein großer Wirrwarr im Kopf und in der Seele

„Ich funktioniere nicht mehr."
Fast von einem Tag auf den anderen. Plötzlich ist es da, das andere Gefühl. Ich bin nicht mehr ich selbst. Ich fühle mich müde und schwach und liege nächtelang wach. Meine Gedanken kreisen und ich habe Sorgen, große Sorgen. Ich habe Angst, ja, panische Angst, alles zu verlieren, mein Feld, mein Haus, mein Geld. Eine große Angst wächst in mir. Sie nimmt mir alle Ruhe und Sicherheit, sie treibt mich um. Die Angst, arm zu sein und nichts mehr zu haben. Ohne Feld gibt es keine Einkünfte und ohne zusätzliche Einkünfte reicht das wenige an Rente nicht zum Leben. Wir werden hungern müssen und uns verschulden.
Meine ganzen Gerätschaften gehen kaputt, mein Traktor springt nicht mehr an, die Elektrik am Holzwagen hat einen Kurzschluss, die Nadel der Tankuhr im Auto bleibt auf null, in den Reifen ist zu wenig Luft. Alles, worauf ich mich ein Leben lang verlassen habe, ist plötzlich nicht mehr in Ordnung.

Aber was viel schlimmer ist: Ich ahne, ja, ich realisiere langsam bei allem, was ich tue, dass ich selbst nicht mehr in Ordnung bin, dass ich selbst nicht mehr funktioniere.
Ich bitte meine Frau, mit mir zum Zahnarzt zu gehen, da ich Angst habe, meine Zähne zu verlieren. Die Angst, dass sie ausfallen, aus ihrer festen Verankerung meines Kiefers brechen. Ich habe die Vorstellung, dass dies nachts passieren könnte, und wenn ich morgens aufwache, würden meine Zähne neben mir auf dem Kopfkissen liegen. Wo immer Kraft und Biss war, würde eine Leere sein. Immer öfter prüfe ich mit der Zunge meine Zähne.
Wenn ich von meinen Sorgen spreche, dann versteht meine Familie mich nicht. Meine Kinder schauen mich an, als wäre ich ein Fremder oder als ob ich wirr redete. Dabei spreche ich nur von dem, was mich belastet.
Meine Frau streichelt mir über den Kopf und sagt: „Ach, red doch keinen Unsinn."
Ist es wirklich Unsinn, was ich sage?
Nein, es ist das, was mich quält. Meine Angst kann kein Unsinn sein. Manchmal lachen sie über mich. Sie lachen mich aus. So als wäre ich nicht bei Sinnen. Aber vielleicht bin ich auch nicht mehr bei Sinnen. Ich weiß es nicht. Über mich lachen dürfen sie nicht!
Sie gehen mit mir zum Arzt.
Er spricht mit meiner Frau über die Dosis der Tabletten. Er erhöht sie und ich muss sie schlucken, meine Frau glaubt an die Tabletten und gibt sie mir nach dem Essen, morgens und abends. Aber alles wird schlimmer.
Ich kann nicht mehr selbst essen und meine Frau muss mich füttern, so als wäre ich ein Kleinkind, weil meine Hände so zittern. Ich kann mich nicht mehr selbst rasieren.

Ich kann nicht mehr gehen. Ich versuche es trotzdem, nur wenige Schritte über den Hof, stürze und falle zu Boden, knalle mit dem Kopf auf das Pflaster, weil meine Reflexe fehlen und ich mich mit den Händen nicht auffangen kann. Mein Wasser geht in die Hose, läuft einfach weg, und meine Frau muss mich waschen und umziehen.
Zwei Tage später bringt mich meine Tochter ins Krankenhaus. Diagnose: Überdosierung mit Amitriptylin.

Der Neurologe, die Schulmedizin an der Seite

Ein regelmäßiger Besuch bei einem Neurologen kann eine große Unterstützung sein. Auch oder gerade um darüber nachzudenken, ob eine Depression oder Angstzustände mit Medikamenten behandelt werden können oder müssen. Auch wenn jemand an Phasen von Unruhe und Schlafstörungen leidet oder einen gestörten Tag-Nacht-Rhythmus hat. Medikamente können unterstützen. Aber sie müssen auch sehr vorsichtig eingesetzt werden. Oft können erfahrene Neurolog:innen oder Gerontopsychiater:innen mehr helfen als ein erfahrener Hausarzt. In der Zusammenarbeit mit Ärzt:innen kann es passieren, dass Menschen mit Demenz und ihre An- und Zugehörigen eine wahre Odyssee erleben und von Mediziner:in zu Mediziner:in pilgern und von einem Aufenthalt in der Gerontopsychiatrie zum nächsten. Es kann ein langer Weg sein, um in eine Situation zu kommen, in der es der oder dem Betroffenen über längere Zeit gut geht. Es kann sich auch immer wieder alles verändern, auch unerwartet zum Guten. Wichtig ist, dass pflegende Angehörige bereit sind, sich an verschiedenen Stellen Rat zu holen. Wichtig ist, immer wieder neu über die aktuelle Situation nachzudenken und noch nicht bedachte Möglichkeiten auszuprobieren.

Die Depression

„Ich habe keine Kraft!"
Warum soll ich aufstehen? Warum soll ich überhaupt in den Tag gehen? Nach dem Mittagessen lege ich mich gleich wieder hin. Ich kann mich nicht zu einem Spaziergang aufraffen. Ich kann einfach nicht, obwohl draußen die Sonne scheint und der Frühling mich mit Vogelgezwitscher ruft. Ich bleibe lieber im Haus, lasse den Rollladen herunter und ziehe die Gardine zu. Auch meine Tochter kann mich nicht überreden, mit nach draußen zu gehen. Da kann meine Ehefrau auch noch so guten Kuchen backen. Ich bleibe auf dem Sofa liegen. Ich drehe mich weg und schaue zur Wand. Ich kann nicht. Ich kann einfach nicht. Der schwere Mut nimmt mir alle Kraft. Ihr seht doch, ich habe keine Kraft, ich schaffe das alles nicht mehr. Warum auch?
Die Depression lähmt mich. Die Depression nimmt mir jeden Antrieb, irgendetwas zu tun, auch Dinge, die ich gerne gemacht habe. Die Depression lässt mich verstummen und so kann ich nur liegen, an die Decke starren und Stunden, Tage vergehen lassen. Ihr seht doch, ich schaffe das nicht mehr, auch wenn ihr immer wieder sagt, dass es guttut. Das mag ja sein, sicher. Aber der schwere Mut ist stärker als ich. Auch wenn die Nachbarin sagt, ich solle mitkommen in die Kaffeerunde im Gemeindesaal, das würde mir guttun. Warum wissen immer alle, was mir guttut, wenn ich einfach nur liegen will?

Manchmal, wenn eine Pflegekraft von der Sozialstation vorbeikommt, lasse ich mich ermutigen und gehe nach draußen oder stehe mit Mühen auf.
Bei den eigenen Angehörigen muss man sich nicht zusammenreißen, da kann sich die erkrankte schwermütige Person gehen lassen. Oft steht man als Angehörige, vielleicht als Tochter, die im gleichen Haus wohnt, neben dem Sofa der Mutter und wartet und spricht mit Engelszungen. Ringt mit Worten darum, dass die Mutter nur ein einziges Mal an diesem Nachmittag aufsteht und sich mit auf die Terrasse in die Sonne zum Kaffeetrinken setzt.
Eine Demenz kann mit einer Depression beginnen. Irgendwann ist die Depression überwunden und der Mensch mit Demenz kann (wieder) Freude erleben oder sich in einem Erleben befinden, in dem es um andere Themen geht, und es kann sein, dass kein allzu großes eigenes Leiden empfunden wird.

Hochintelligent und jetzt so was

Wenn jemand vielleicht einen Doktortitel hat oder in einer leitenden Position in einer Firma gearbeitet hat und jetzt aufgrund der demenziellen Veränderung nicht einmal mehr weiß, welches Datum ist. Wenn jemand, der sehr belesen war, plötzlich aufhört zu lesen, weil er die geschriebenen Worte nicht mehr versteht. Wenn der Blick in die Tageszeitung nicht mehr der gewohnte ist, weil die Worte nicht mehr verstanden werden? Wenn Neuigkeiten und Informationen nicht mehr in Bezug gesetzt werden, nicht mehr

aufgenommen werden können? Wie will man als Sohn oder als Tochter dies verstehen?
Es scheint, als würde die Person verschwinden, sich auflösen. Da ist jemand aufgebrochen in eine Demenz. Es gibt dieses große Nicht-fassen-Können, dieses Unfassbare, das sich über Jahre hinzieht. Es ist unglaublich. Wie kann sich jemand so verändern?

Eine Demenz ist kein Beinbruch!

Leider nein! Ein gebrochenes Bein, das kann man wieder hinbekommen. Eine Operation, eine Reha von vier Wochen, und dann ist die Welt wieder in Ordnung, und der Vater kann weiterhin alleine zu Hause leben.

Eine Demenz ist ein Lebensabschnitt!

Je mehr wir dies in unserer Gesellschaft verstehen und damit bewusst und offen umgehen, umso leichter kann das Zusammenleben für uns alle werden.
Eine Demenz ist vor allem keine Krankheit, die in kurzer Zeit behoben ist und dann ist alles wieder gut. Eine Demenz ist für An- und Zugehörige meistens der absolute Dauerbrenner an Sorge, sich kümmern müssen.
Bei einer (fortgeschrittenen) Demenz kann man selten sagen: „Okay, ich komme morgen wieder“, oder: „Ich rufe dich morgen wieder an.“
Was kann bis dahin alles passiert sein?

Was, wenn jemand einfach weggeht und nicht mehr nach Hause kommt?
Es gibt Berichte von körperlich fitten Menschen mit Demenz, die alleine zu einer Wanderung aufgebrochen sind, sich verirrt haben und tot aufgefunden wurden.
Es gibt viele gefährliche Szenarien, die man sich als Angehörige ausmalen kann.
Es gibt auch Menschen mit Demenz, die über lange Zeit eine erstaunlich gute örtliche Orientierung haben und sich in ihrer gewohnten Umgebung gut zurechtfinden. Eine wirkliche Herausforderung für das Umfeld ist zu erkennen, was kann die Person noch, wo kann ich darauf vertrauen, dass Bereiche des alltäglichen Lebens noch gut bewerkstelligt werden können, und wo muss ich Unterstützung anbieten oder auch die Kontrolle übernehmen.

Ein Blick zurück in die Geschichte

Die große Vergangenheit, der erlebte Krieg in ihren Seelen …
Da sind unsere Eltern oder ein Teil unserer Eltern. Die selbst zumeist im Krieg aufgewachsen sind, den Krieg erlebt haben. Als Kinder im Bunker saßen, Bombennächte und Hunger und Überlebenskampf überstanden haben. Als Kinder allein gelassen wurden, Geschwister großziehen mussten. Familienmitglieder im Krieg verloren haben. In vielen Dörfern und Städten in unserem Land gibt es Erinnerungen an den Zweiten Weltkrieg. Gedenktafeln, Kriegerdenkmale und und und.
Das sind Schicksale. Wie viele Brüder, Onkel, Freunde, Geliebte, Ehemänner, Väter und Söhne sind im Krieg „gefallen“?

Wie viele verzweifelte Frauen standen vor dem Rathaus und warteten mit bangem Herzen, nach Wochen in Sorge und schlimmsten Befürchtungen, an so manchem Tag auf die Nachrichten aus dem Krieg. Wer bekam eine Erkennungsmarke und eine zerbeulte Aluminiumdose mit all den wenigen Habseligkeiten des Liebsten ausgehändigt? Darin vielleicht das eigene Bild in Schwarz-Weiß, tausendmal angefasst und liebkost in den schrecklichen Stunden in den Schützengräben und den schlaflosen Nächten in einem Feldlager oder einem Lazarett. Wie viele zerstörte Träume und Hoffnungen, Sehnsüchte.
Oder viele, die sogar selbst noch im Krieg, an der Front und in Kriegsgefangenschaft waren. Sie selbst haben Freunde, Kameraden sterben sehen. Wie viele unbearbeitete Traumata standen wie düstere, traurige Schatten in unseren Elternhäusern? Lebten mit uns? Wie viele unfassbar schmerzhafte Erlebnisse schwangen in unserer Kindheit mit, färbten die Stimmung zu Hause, bei Tisch, bei den Mahlzeiten, in den Tagen und Nächten, in denen wir klein waren. Wie viele damals junge Menschen kämpften um „Normalität", kämpften um Vergessen, kämpften mit finanziellen Nöten. Ein Weg, den viele gegangen sind, war der Weg des Verdrängens. Die schrecklichen Erlebnisse wurden kraftvoll beiseitegeschoben. Man hat gearbeitet, angepackt. Da wurden keine Gefühle „aufgearbeitet", da wurde im Außen etwas geschaffen. Dieser aus der Not heraus geborene Schaffensdrang brachte Deutschland das Wirtschaftswunder.

Und meine Generation ...

... flüchtete aus dem Haus, um ein eigenes Leben zu leben, je weiter weg von zu Hause, desto besser. Mit diesen Menschen, die einen so erzogen hatten, wollte man erst mal nicht mehr allzu viel zu tun haben. Sie haben einem nicht die Wärme gegeben, die es gebraucht hätte. Sie konnten es auch nicht, hatten es selbst nicht gelernt. Sie haben uns mit Zwängen in ihre Vorstellungen von einem guten Leben in Berufe und Ausbildungen gedrängt, genötigt, die vielleicht sie gerne gemacht hätten.
Wir waren die, die fortgingen in die Städte und die sich ein eigenes Leben aufbauen wollten. Und irgendwann saßen wir in den Praxen der Psycholog:innen und sprachen über Traumata, Dinge, die wir erlebt hatten. Traumata, die an uns weitergereicht wurden, Gewalt, die wir erlebt hatten, mit der wir groß wurden. Unausgesprochene Verletzungen, Kriegsverletzungen. Verluste, die erlebt worden waren. Bombennächte voller Angst, Flucht ins Ungewisse, Sorgen um die Lieben, Trauer und Schmerz ... Krieg in voller Bandbreite. Damit lebten wir, wuchsen wir auf. Diese Stimmungen, ausgesprochene oder unausgesprochene Dinge, füllten die Wohnzimmer und die Küchen unserer Kindheit mit einem Dunst, der uns umhüllte, mit dem wir groß wurden, den wir aufsogen, den wir als Wahrheit, als Realität, als Lebensrealität erfuhren. Dann, irgendwann ging das alles erst richtig los. Was da vom und nach dem Krieg emotional verschleppt wurde, bildete den Grund, den Nährboden für unser Seelenleben, unser Seelenunheil ...
Und dann kam, jetzt, da man in seinem eigenen Leben gefühlsmäßig angekommen war, die Demenz eines Elternteils wie eine Heimsuchung um die Ecke.

Wechselnde Rollen

Dann werden die Rollen getauscht, dann wird aus dem sorgenden Elternteil von früher plötzlich die Person, die Hilfe und Fürsorge benötigt. Wie viele, die heute zwischen vierzig und fünfzig oder sogar sechzig sind, haben dieses Thema! Man lebt seit vielen Jahren in einer anderen Stadt, hat schon selbst erwachsene Kinder, und plötzlich werden die eigenen Eltern alt und gebrechlich. Plötzlich muss jemand vor Ort sein, nicht nur für ein, zwei Tage, mal auf Besuch, nein, tagtäglich muss eine Versorgung stattfinden. Plötzlich muss man sich um so vieles kümmern.
Wer kocht? Wer wäscht? Wer macht am Abend die Lichter aus? Wer spricht mit dem Hausarzt? Wer holt die Medikamente? Wer spricht mit dem ambulanten Pflegedienst?
Dies sind die geringsten aller Fragen! Viele andere kommen. Kann Vater das übernehmen? Schafft er das? Wir sollten die Mutter ins Heim geben! Das geht so nicht. Sollen wir uns eine osteuropäische Hilfe ins Haus holen?

Alte Konflikte brechen auf

Die Geschwister haben sich noch nie gut verstanden. Der eine Bruder lebt mit seiner Familie in Hamburg, der andere in Boston und ist geschäftlich viel auf Reisen. Die, die dageblieben sind, sind die, die nun herangezogen werden. So ist es meistens. Und doch wollen alle mitreden, wissen alle, was das Beste für den Vater oder die Mutter ist. Oder die Ehefrau oder der Ehemann weiß es natürlich am allerbesten. Plötzlich haben Ehefrau und Tochter die Sorge, den Löwenanteil,

und fangen erst einmal an zu streiten. Das familiäre Gefüge verschiebt sich, alte Verletzungen kommen wieder zutage. Man fühlt sich wieder so unverstanden oder auch ungesehen wie früher! Aber das ist erst der Anfang von allem. Was passiert, wenn jemand nicht mehr zu Hause leben kann? Wer entscheidet, wann der oder die pflegebedürftige Person wohin kommt? Wann ist der richtige Moment für einen Umzug in eine Pflegeeinrichtung, in ein Heim?
Wer übernimmt die rechtlichen Angelegenheiten?

Wer soll das bezahlen? Pflegegrade, Anträge, Hilfsmittel, Pflegekasse, Gelder, Leistungen

Im Gesundheitswesen und in der Versorgung von kranken und alten Menschen geht es oft um sehr viel Geld.
Wer übernimmt die anfallenden Kosten für die Versorgung? Reicht die Rente/Pension? Nachher geht das ganze Familienvermögen drauf!
Welche Leistungen stehen uns zu? Wie viel der monatlichen Kosten übernimmt die Pflegekasse? Welche pflegerischen Hilfsmittel wie Pflegebett oder Inkontinenzmaterialien werden bezahlt? Was ist die Verhinderungspflege? Wer stellt welche Anträge? Wer hilft beim Antragausfüllen und was ist, wenn er abgelehnt wird? Was ist, wenn der MD, der Medizinische Kontrolldienst, nach Hause kommt?
Diese rechtlichen und finanziellen Dinge müssen erledigt werden. Sie rauben viel Zeit und Kraft. Aber es geht auch um Geld, das den Betroffenen zusteht. Geld, das sie über Jahre in die Pflegekasse einbezahlt haben. Oft werden Gelder nicht ausgeschöpft, weil die Angehörigen nicht die Kraft

haben, einen erneuten Antrag zu stellen, bei einem abgelehnten Antrag Widerspruch einzulegen, oder weil sie gar nicht das Wissen und die Information haben, dass es diese Möglichkeit der finanziellen Unterstützung gibt. Hier hilft ein Termin bei der Pflegeberatung der Pflegekasse, der Betroffenen einmal im Jahr obligatorisch zusteht. Bei einem solchen Gespräch kann man sich informieren, welche Kosten übernommen werden und vieles mehr.

Trauer in Raten und/oder Annehmen

„Sonntags haben wir im Sommer oft eine Radtour gemacht und sind eingekehrt. Ach, es war immer so schön und jetzt …“
„Andere Paare in unserem Alter machen noch so tolle Reisen oder gehen mal zusammen schön essen oder ins Theater, aber das alles geht jetzt nicht mehr.“
Angehörige in einer Demenz zu begleiten, kann ein jahrelanger Abschied sein. Immer wieder wird es Situationen geben, in denen man loslassen muss, in denen man auch um schöne gemeinsame Zeiten trauert. Warum ist dies jetzt nicht mehr möglich?
Trauer will gelebt und bewältigt werden. Es gibt sie oft, diese Abschiede in kleinen Portionen. Momente, in denen man sich wünscht, dass es diese Demenz nie gegeben hätte, dass man sich und dem geliebten Menschen so viele Situationen ersparen könnte und ein „ganz normales Leben“ leben dürfte. Aber was ist ein „normales Leben“! Die Trauer um Verlorenes ist das eine. Dazu gehört Ringen und Kämpfen. Unglaublich, wie viel mehr an Kraft es benötigt, wenn

es nicht gelingt, die Demenz anzunehmen. Aber vielleicht gelingt es uns, Ja zu sagen zum Jetzt mit seinen besonderen Momenten und Qualitäten. Es lebt sich sicherlich viel einfacher, wenn wir es schaffen, Ja zu sagen auch zu der Demenz eines nahen Menschen.

Was füllt mein Herz, was nährt meine Seele? Selbstpflege

Wie soll ich mich pflegen, wenn ich andere pflegen muss? Wenn ich im Dauerstress Tag und Nacht um meinen Ehemann herum sein muss, ihn nie alleine lassen kann. Wenn ich über die vergangenen Monate keine ruhige Minute hatte vor lauter Sorge um ihn, wenn ich nicht weiß, was er macht. Wie soll ich mich um mich kümmern? Es gibt so vieles, an das ich denken muss, was meine Sorge ist. Es gibt so vieles, was ich erledigen muss. Außer mich um ihn kümmern. Berge von Wäsche, die sich türmen. Ich kann ihn nicht alleine lassen und jetzt soll ich mich um mich kümmern. Es gibt ein anderes Wort für Selbstpflege, das ist die Selbstfürsorge.

Sein eigenes Herz mit Gutem füllen. Sich selbst Gutes tun. Herausfinden, was mir hilft. Eine Stunde mit einer Freundin zum Kaffeetrinken verabreden. Ein Spaziergang alleine, ein regelmäßiger Termin im Pilates. Ein Besuch im Theater oder im Kino. Was füllt mein Herz, was ist für mich Seelennahrung? Dies herauszufinden und auch wirklich konsequent umzusetzen, ist viel wichtiger, als man denkt. Man unterschätzt die Tücken und den Sog der Pflege, das Leck, das der Alltag mit einem Menschen mit Demenz im Haus bereitet. Man unterschätzt den Prozess, den diese Krankheit

an Angehörigen still und leise, klammheimlich vollzieht. Man unterschätzt die Leere, die kommt und sich ins Herz schleicht, weil man keine Freude mehr hat, weil man spürt, andere leben und ich bin nur noch um die Person, die nicht mehr mit mir spricht, vergangene Nacht wieder nicht geschlafen hat und im Haus herumgegeistert ist.
Weil man nur noch an sie denkt, sich nur noch um sie kümmert und es nicht mal schafft, in Ruhe morgens nach der dritten Nacht, in der man kaum geschlafen hat, einen Kaffee zu trinken.
Diese Leere, dieses Ausgepowertsein kommt allmählich, schleicht sich an und ist plötzlich da, kommt in der Nacht und überfällt einen, lässt einen müde und erschöpft sein, schlaflos die Nächte verbringen und nicht mehr zur Ruhe kommen.

Keine Nerven mehr

Und wie schnell schlägt dieses „Ich will doch nur für ihn da sein", „Ich will sie doch jetzt nicht alleine lassen" um in Genervtheit, Gestresstsein, und wie schnell geht es über in Aggressivität und/oder Hilflosigkeit, die sich entlädt. Auf eine Art und Weise entlädt, die man nie haben wollte, die mit den eigenen Ansprüchen kollidiert und die nie der Umgang in dieser Ehe war. Da geht alles den Bach hinunter, da rücken die schönen Momente in den Hintergrund. Man kann sie nicht mehr sehen. All die schönen Seiten, die man an seiner Partnerin, an seinem Partner ein Leben lang so gemocht hat, die man lieb gewonnen hat, können durch eine Demenz verloren gehen und dann …

Es kann sein ...

Natürlich kann es sein, dass man ungehalten reagiert, sich wehrt, wenn Dinge mit einem geschehen, die man nicht wahrhaben will.
Natürlich kann es sein, dass man aggressiv wird, wenn man das Gefühl hat, dass die Kinder oder die Ehepartnerin, der Ehepartner einen nicht mehr verstehen, einen nicht mehr ernst nehmen, nicht ganz offen und ehrlich mit einem umgehen.
Natürlich kann es auch sein, dass die Form der Demenz aggressiv macht, also krankheitsbedingt ist.
Es kann auch sein, dass man depressiv wird und sich zurückzieht.
Es kann so vieles sein.
Es kann sein, dass der Respekt sinkt, dass man der Person mit Demenz nicht nur die ein oder andere Kompetenz abspricht, sondern jegliche Kompetenz. Diese Person allmählich „entmündigt", bevor dies ein Notar beziehungsweise ein Gericht offiziell entscheidet.
Wie oft kommen gestresste, überlastete Ehefrauen mit ihren Männern zur Ärztin oder zum Arzt, und auf die einfachste Frage, die dieser stellt, antwortet die Ehefrau für ihren Mann und behandelt ihn wie einen kleinen Jungen, der nicht mehr zwei und zwei zusammenzählen kann, zuppelt an seinem Hemd oder an seiner Jacke herum, so als könne er sich nicht richtig anziehen, wenn sie das nicht übernimmt. Natürlich weiß er nicht, wie er sich fühlt, was seine Probleme sind. Natürlich kann er nicht antworten, weil er nichts mehr weiß, und jetzt bei der Ärztin oder beim Arzt ist es wichtig, dass man das Richtige sagt. Der Arztbesuch ist für die Ehefrau

wichtig, endlich kann sie mit ihrem Mann und ihren Sorgen irgendwohin, und dann ist es nicht auszuhalten, dass ihr Ehemann womöglich behauptet, es gehe ihm gut und er habe keine Probleme beim Schlafen, er bräuchte nichts. Wie soll das gut gehen? Wie soll die Ehefrau all dies schultern? Wenn die Kinder weitverstreut in Deutschland oder der Welt leben? Wenn die Tochter, die mit im Ort wohnt, nur bedingt helfen kann? Sie ihre eigene Familie, einen eigenen Hof, ein eigenes Geschäft und schon eine 60-Stunden-Woche hat.

Netze flechten und sich Hilfe holen

Da hilft nur, sich zu vernetzen. Sich Hilfe holen und dies eher gestern als heute. Ganz dringend und ganz wichtig: je früher, umso besser. Sich nicht mit selbst auferlegten Verpflichtungen überlasten und unbewusst überfordern. Dies ist eine Gefahr, die unterschätzt wird. Sich umhören, sich austauschen, Scheu oder Scham überwinden und Hilfe annehmen. Vielleicht gibt es Nachbar:innen, die mal einen Spaziergang machen und den Ehemann mitnehmen oder zum Kaffee einladen, oder einen alten Freund von früher, der regelmäßig für ein paar Stunden kommt. Das sind kleine Entlastungsmomente im Privaten. Aber wichtiger und auf Dauer vermutlich einfacher, zuverlässiger und unkomplizierter ist es, sich professionelle Hilfe zu holen.

Sozialstation/Ambulante Pflegedienste

Sie bieten Hilfe und Unterstützung an. Sie sind die „Professionellen“ auf dem Gebiet der Versorgung zu Hause. Sie leisten einen wichtigen Beitrag und können über eine lange Zeit das Leben zu Hause begleiten. Die meisten sind fachlich gut und kompetent.
Vom Medikamenterichten über einmal in der Woche beim Duschen helfen, Beratung bei der Pflege, bei der Beantragung von Geldern bei der Pflegekasse, über die Besorgung von Hilfsmitteln, bis hin zu mehreren Hausbesuchen täglich. Sie kommen schon morgens früh zur Medikamentengabe und zur Köperpflege. Sie bieten Hilfe im Haushalt an, kommen am Abend noch mal und helfen bei der Versorgung zur Nacht. Wie viele Menschen leben bis ins hohe Alter zu Hause, alleine oder mit Angehörigen, und können dies nur, weil ein ambulanter Pflegedienst tagtäglich, auch mehrmals am Tag ins Haus kommt. Das ist gut so.

Noch ein Wort zu den Pflegediensten

Sie alle haben in den letzten Jahren stark expandiert und ihre Angebote differenziert aufgestellt. Leider muss an dieser Stelle erwähnt werden, dass auch sie wirtschaftliche Unternehmen sind. Auch sie arbeiten profitorientiert, müssen schauen, dass ihre Dienste von der Pflegekasse bezahlt werden. Auch sie haben einen knappen Personalschlüssel. Die Hausbesuche sind leider oft im Minutentakt geplant und die Pflegenden, die ins Haus kommen, haben meistens wenig zeitlichen Spielraum und können so nur begrenzt auf die Wünsche und Situationen, die sie vorfinden, eingehen. Trotzdem: Nehmen Sie die Hilfe eines Pflegedienstes in Anspruch! Es ist vielleicht nicht immer einfach, wenn jemand Fremdes ins Haus kommt, wenn man sich nach den engen Zeitfenstern der vorgegebenen Hausbesuche einrichten muss. Wenn man sich aber bei einem Pflegedienst wohlfühlt, ist es eine wirkliche Hilfe und Unterstützung.

Mach mal Pause

Pausen sind unendlich wichtig. Diese Stunden, in denen beide, der Mensch mit Demenz und die oder der Angehörige etwas anderes als den Alltag erleben, eine Pause voneinander haben, sind die Quellen, mit denen pflegende Angehörige sich das Herz wieder füllen können. Man kann sich an diesen Nachmittagen oder auch, wenn es eine Ganztagsbetreuung ist, an diesen Tagen erholen und neue Kraft schöpfen. Oft habe ich erlebt, dass die pflegenden Angehörigen, die den Menschen mit Demenz mit ernstem und müdem Gesicht in meiner Obhut gelassen haben, nach wenigen Stunden mit leuchtenden Augen wiederkamen.
„Ach, es hat so gutgetan! Ich habe einfach gar nichts gemacht, ich bin im Park auf einer Bank gesessen und habe in die Luft geschaut."
Oder: „Ich habe es so genossen, ich war mal wieder in der Stadt und habe Besorgungen gemacht. Ich wollte mir schon so lange mal etwas Schönes zum Anziehen kaufen. Nun habe ich mir eine neue Bluse gekauft. Sie war nicht günstig, aber ich habe sie mir gegönnt."

Genauso soll es sein! Man soll sich alles gönnen, man soll Freude erleben und dies in Hülle und Fülle. Wir sind dafür geboren! Wir sind dafür geboren, Freude zu erleben, mit einem freudigen Herz durch das Leben zu gehen und nicht, um uns abzuarbeiten an unseren Mitmenschen, an unseren Lebensgefährt:innen und den Menschen, die uns das Schicksal an die Seite gestellt hat.

Stundenweise Betreuung zu Hause

Einen Nachmittag, an dem jemand für ein paar Stunden kommt und mit dem Ehemann einige Zeit verbringt, mit ihm im Garten sitzt und ihm aus der Zeitung vorliest oder Mensch-ärgere-dich-nicht spielt oder ein Kreuzworträtsel löst oder sich einfach nur nett unterhält. Diese Stunden sind Gold wert!

Betreuungsangebote außer Haus

Meistens genießen die Menschen mit Demenz die Kontakte mit anderen. Endlich ist da jemand anderes als die Ehepartner:innen, die nur „den Kranken oder die Kranke" sehen. Diese andere Stimmung und Atmosphäre tun gut. Aus dem Dunstkreis von Sorge, „Übersorge", Überlastung und Stress herauszukommen, wird als wohltuend empfunden. Schließlich identifiziere ich mich, auch wenn ich eine Demenz habe, nicht nur über meine:n Partner:in oder Lebensgefährt:in oder Ehepartner:in. Letztendlich ist man mehr als nur Ehepartner:in und dazu noch kranke:r Eheparter:in.

Man ist auch noch Nachbar:in, Freund:in, Vater, Mutter Klassenkamerad:in, Bekannte:r …

In einer der Betreuungsgruppen, die ich in einer Kleinstadt über längere Zeit betreut habe, kam ich mir manchmal vor, als befände ich mich auf einem Klassentreffen. Die meisten kannten sich von früher, aus der Schulzeit, als sie in den Klassen nebeneinandersaßen und auf dem Schulhof Fangen spielten und die Lehrer:innen ärgerten. Sie hatten sich ihr ganzes Leben lang, das sie in der Kleinstadt verbracht hatten, gekannt, und immer wieder hatten sie Berührungspunkte, sei es in Vereinen oder auf Festen oder auf der Straße. Sie begrüßten sich wie alte Bekannte, Vertraute. Sie genossen das Beisammensein, die Stunden in der fröhlichen Runde. Diese Erlebnisse taten gut. Viele von ihnen kamen über Jahre und fühlten sich aufgehoben und geborgen und gingen am Abend mit einem Leuchten in den Augen wieder nach Hause.

Es kann sein, dass es am Anfang, die ersten Male beim Besuch eines Betreuungsnachmittags, eine Scheu oder auch Angst gibt, dass Betroffene wieder nach Hause möchten oder nicht verstehen, warum sie jetzt hier sein sollen in dieser Runde.

Aber dies wird von den Betreuenden, die dies meist schon jahrelang machen, oft souverän gemeistert, und eine Eingewöhnungsphase sollte man allen zugestehen.

Ich habe diese Gruppen als lustige und fröhliche Runden empfunden. Es geht bei diesem Angebot darum, Wohlsein und Freude zu erleben. Es geht darum, Fähigkeiten zu erhalten und zu fördern, in Gesellschaft zu sein, Einsamkeit zu entfliehen, Angehörige zu entlasten, Depressionen vorzubeugen und vieles mehr.

Tagespflege

Viele größere ambulante Dienste bieten eine Tagespflege an. Diese können Menschen mit Demenz manchmal über Jahre mehr oder weniger täglich besuchen. Mit diesem Angebot, das von der Pflegekasse, je nach Pflegegrad, finanziert wird, wird eine sehr wertvolle Hilfe gegeben. Mit ausgebildeten Betreuungskräften und einem ausgereiften Konzept in wohlwollender und freundlicher Atmosphäre können Menschen mit Demenz so den Tag verbringen.

Ein fester Tagesablauf gibt Struktur und Sicherheit. Gemeinsame Mahlzeiten, geplante Aktivitäten wie Zeitungsvorleserunde oder Gymnastik und Spaziergänge erhalten die geistigen und körperlichen Fähigkeiten der Tagesgäst:innen. Eingeplante Ruhephasen schützen vor Überforderung und sind den Bedürfnissen der Einzelnen angepasst. Auch durch gemeinsames Singen und Musizieren oder gemeinsame Festlichkeiten und das Erleben der Jahreszeiten mit ihren Feierlichkeiten und wiederkehrenden Ritualen und Bräuchen wird bewusst ein Tag gestaltet. Ein Tag außer Haus, ein Tag in einer geschützten Umgebung, ein Tag, an dem Wohlbefinden und Freude großgeschrieben und erlebt wird.

Ein Tag, an dem die pflegenden Angehörigen ausspannen oder Erledigungen machen können.

Kurzzeitpflege

Eine Möglichkeit, um sich für einige Wochen im Jahr aus der anstrengenden Pflegemühle herauszunehmen.
Eine Möglichkeit der direkten Versorgung, eventuell nach einem Krankenhausaufenthalt, um sich auf die veränderte Pflegesituation einzustellen, bevor pflegebedürftige Angehörige wieder nach Hause kommen.
Eine Möglichkeit für meist zwei bis drei Wochen, um eine Pause zu haben.
Eine Möglichkeit der Versorgung, wenn man selbst ins Krankenhaus muss oder mal in Urlaub fahren möchte. Die meisten Pflegeeinrichtungen halten Kurzzeitpflegeplätze bereit.

Der Weg ins Heim

Es ist keine einfache Entscheidung, eine:n Angehörige:n in ein Pflegeheim zu geben. Aber manchmal ist es die einzige Lösung,
... wenn alle Möglichkeiten der häuslichen Versorgung ausgeschöpft sind.
... wenn die Demenz sehr weit fortgeschritten ist und eine sichere und würdige Versorgung zu Hause nicht mehr gewährleistet ist.
... wenn die Angehörigen die Arbeit nicht mehr leisten können.
... wenn niemand da ist, der die Pflege übernimmt.
... wenn jemand zu Hause vereinsamt und/oder verwahrlost.

Heime und ihr Ruf

Es gibt Pflegeheime, in denen alte und hilflose Menschen auf unwürdige Weise verwahrt werden. Aber es gibt auch viele gute Heime, in denen es gelingt, eine menschliche Atmosphäre zu schaffen, gut zu wirtschaften und den Bewohner:innen ein liebevolles und würdiges Zuhause zu geben. Es gibt die ganze Bandbreite. Darum ist es wichtig, gründlich zu prüfen und sich umzuhören, sich beim Seniorenbüro ausführlich beraten zu lassen, selbst in das Heim zu gehen und die Stimmung auf sich wirken zu lassen.
Wenn ich als Angehörige:r ein gutes Gefühl mit der Einrichtung habe, so hilft dies sehr. So habe ich auch ein gutes, vielleicht besseres Gefühl mit der Tatsache, dass meine Mutter in diesem Pflegeheim lebt.
Wie ist der Umgang der Arbeitenden dort miteinander? Wie ist der Umgang mit den Bewohner:innen? Ist er respektvoll und freundlich? Wie ist der Personalschlüssel? Ist reichlich Personal vorhanden? Wie nah ist das Heim? Ist es möglich, mehrmals in der Woche oder gar täglich vorbeizuschauen?

Von Bayern nach Berlin

Ein guter Freund von mir war in Bayern geboren und in den Achtzigerjahren nach Berlin gezogen. Als seine Mutter in Bayern alleine nicht mehr zurechtkam, entschied er sich, sie nach Berlin zu holen und in einem Pflegeheim unterzubringen. Solche Aktionen sind wahnsinnig kräftezehrend. Aber als die Mutter dann da und die Wohnung aufgelöst war und sie sich etwas eingelebt hatte, genossen beide, Sohn und Mutter, die neu gewonnene Nähe und die Situation. So konnte der Sohn nach der Arbeit bei seiner Mutter auf einen Sprung vorbeischauen und mit ihr ein Schwätzchen halten oder mit ihr noch eine Runde im Park drehen, und auch die Enkeltöchter konnten ihre Oma besuchen und Zeit mit ihr verbringen. So war durch den Umzug der Mutter beziehungsweise der Großmutter wieder ein familiäres Zusammensein möglich. Auch die Enkelinnen genossen es, die sonst im fernen Bayern lebende Oma um sich zu haben. Als ich zu der Zeit mit ihm telefonierte, meinte er: „Ich glaube, sie hat sich gut eingelebt, sie ist oft beschäftigt. Sie spielt Bingo mit zwei anderen Damen oder geht am Nachmittag in die Cafeteria." Als die Mutter dann starb, war mein Freund um sie und konnte sie würdig und liebevoll verabschieden.

Mehr als frische Wäsche

Die Angehörigen kommen zu Besuch mit einem Korb voll lauter liebevoll zusammengetragener Mitbringsel: frische Wäsche und einen Obstsaft und die Zeitung von zu Hause, die nicht mehr gelesen werden konnte oder die frischen Strümpfe oder die Sonntagshose, die die Pflegekraft ihm sowieso nie anzieht, weil sie findet, dass eine Jogginghose bequemer ist und bei einem der häufigen Toilettengänge einfacher an- und auszuziehen sei. Frische Wäsche, eine Zeitung, frisches Obst aus dem eigenen Garten, von seinem Lieblingsbaum, diese Mitbringsel können reell sein. Aber was ist mit denen, die man nicht sieht? Die Sorge, die Liebe, das Kümmern, das Festhalten an der Person, das sich Klammern an das, was noch da ist, das Hoffen und der Wunsch nach Nähe beim Besuch …

Beim Besuch im Pflegeheim – Ein Horrorszenario

Seit zwei Tagen ist Anton nun in einem Seniorenstift untergebracht. Es soll eines der guten Pflegeheime in der Nähe sein. Der Personalschlüssel ist wohl ganz gut, schöne, helle, freundliche Zimmer mit einem gut begehbaren Garten hinten im Hof. Alles neu gebaut und mit Geschmack und Liebe gestaltet, eine Empfehlung des Seniorenbüros.
Beim Betreten des Flurs, auf dem Anton nun wohnt, sieht Elfriede gleich (eh voller Sorge, völlig erschöpft und zermürbt von Wochen und Monaten ohne ausreichend Schlaf), dass jemand Anton beim Rasieren geschnitten hatte, früh am Morgen beim Waschen in Eile. Er hat einen richtig tiefen Schnitt oberhalb der Oberlippe. Sie sieht, dass er sich bekleckert hat beim Frühstück und das Hemd nicht gewechselt wurde, weil natürlich keine Zeit dafür war. Sie sieht, dass er einen blauen Fleck am Arm hat. Wo hat er sich gestoßen? War er in der Nacht gefallen? Hat er womöglich am Körper noch mehr Verletzungen? Fasst ihn jemand hart an? Eine gestresste Pflegekraft, die im Zeitdruck überfordert war oder die einfach zum Zeitpunkt des Sturzes im Nachbarzimmer war? Hoffentlich hat er keine Brüche oder inneren Verletzungen. Warum schläft er morgens um zehn Uhr tief und fest in einem Sessel im Aufenthaltsraum? Hat er einen Überhang von Beruhigungsmitteln? Haben sie ihm wieder so viel geben müssen? Weil er die ganze Nacht herumgegeistert ist und zu ihr nach Hause wollte?

Besuch im Pflegeheim und wieder gehen

Meinen Vater im Rolli in diesem engen Hof des bescheuerten Pflegeheims umherfahren, zuschauen, wie er sich zum zigsten Mal an seinem eigenen Speichel verschluckt, rot und blau anläuft, nach Atem ringt, fast erstickt. Mich mal wieder hilflos fühlen und voller Bedauern. Um dann wieder zu gehen und ihn dazulassen, so zu lassen. Um dann wieder zu gehen. Von ihm wegzufahren. Die Tür des Pflegeheims hinter mir zu schließen, um dann wieder in mein Leben zu gehen. Abends ins Kino, schön essen gehen, in den Biergarten, nachts in den Badesee springen und in den Sternenhimmel schauen, das Leben feiern.

Zwischen den Welten

Irgendwie bin ich noch da und irgendwie bin ich schon längst weg.
Irgendwie ist alles vertraut.
Irgendwie ist manchmal alles fremd.
Irgendwie bin ich dir nah und irgendwie auch fern.
Irgendwie sind mir Fremde nah oder das Abendlicht und der Sternenhimmel, die Mondsichel am Nachthimmel. Das Vogelgezwitscher am frühen Morgen. Ein Lachen, das ich höre von irgendwo.

Du

Bist so verhaftet im Jetzt und Hier.
Bist so unumstößlich in allem, was du tust.
Bist so genau wie immer.
Bist dir immer gewiss.
Du hast keine offenen Fragen.
Du kannst den Schalter nicht umdrehen und mich lassen.
Du zerrst immer an mir.
Du willst mich so haben, wie ich war.
Du bist so wie immer, willst mich so haben, wie ich war.
Aber so bin ich nicht mehr.
Du zerrst an mir und dein Blick ist ein einziger Vorwurf, wenn du kommst, wenn du da sitzt an meinem Bett, mit der Schwester redest, wenn du über meine Bettdecke streichst, wenn du wieder gehst.
Dein Blick ist ein einziger Vorwurf, wenn du gehst.

Wo ist daheim?

Ich besuche dich. Ich komme in den großen Aufenthaltsraum. Du bist mit vielen anderen alten Menschen in diesem Raum. Du sitzt in deinem Rollstuhl vorne, nah beim Fenster. Von dort hat man einen Blick über die Weinreben und ins Tal. Schaust du manchmal raus? Schaust du hin? Was siehst du? All die anderen in dem Raum kennen dich, du bist ihnen vertraut auf eine Art, die mir fremd ist. Ich kenne dich nicht so. Wir kennen dich nicht so. Wir, die Familie. Wir kennen einen anderen Mann, der Vater ist, der Ehemann ist. Ich fahre mit dir nach draußen und drehe einige

Runden über den Hof. Immer rundherum über das Pflaster. Dein Stuhl ist leicht nach hinten gekippt, so kannst du in den Himmel schauen. Ich frage dich: „Wo bist du?"
„Daheim im Hof", antwortest du.

Weit weg von dir in Erinnerungen

Ich bin mit dem Fahrrad unterwegs. Es ist Anfang Juni. Die Heuernte ist in vollem Gange. Ich mache auf einer Bank Rast. Es ist heiß und es riecht nach frisch gemähtem Gras. Ich denke an dich. In Gedanken besuche ich dich im Pflegeheim. Der hauseigene Geruch des Heims empfängt mich. Ich gehe die Treppe hoch, vorbei am Aquarium mit den Wasserschildkröten, grüße eine Pflegerin, die mir entgegenkommt, und betrete die Station. Ich sehe die mir schon vertrauten Mitbewohnenden, grüße sie, höre Geschirrgeklappere und Stimmen. Ich gehe den Flur entlang, immer ist die Tür offen. Die Pflegenden wollen dich sehen, wenn sie am Zimmer vorbeigehen. Du liegst meist auf der linken Seite, deiner Lieblingsseite mit Blick zum Fenster. Manchmal ist die Gardine zurück- und manchmal zugezogen. Ich weiß nicht, ob du die Landschaft, den Himmel draußen siehst? Meist läuft leise das Radio. Die Pflegenden wollen dir wenigstens die Stimmen im Radio und die Musik als Geräuschdecke zukommen lassen, sodass du dich nicht in der Stille der endlosen Stunden verlierst, was du wahrscheinlich trotzdem tust. Wahrscheinlich wanderst und reist du durch längst vergangene Zeiten, bist in Momenten des Glücks und der Einsamkeit, bist bei der Kirschernte auf dem Feld, spürst die Hitze des Tages bei der Heuernte, riechst den Duft nach frischem

Heu und Stroh. Wir waren oft zu zweit draußen auf den Feldern. Das waren unsere gemeinsamen Zeiten, unsere gemeinsamen Sommer.
In Gedanken trete ich ein, setze mich auf den Stuhl, der nahe am Bett steht. Manchmal schläfst du. Manchmal bist du wach, schaust. Erkennst du mich? Ich bin einfach nur da.
Manchmal träume ich mich in dein Zimmer an einem ganz normalen Tag in meinem Leben, wenn ich mit dem Fahrrad unterwegs bin, denke ich an dich.

Die Hände meines Vaters

Manchmal erinnern sie mich an Steine, weiße, glatte Kieselsteine. Die Haut ist weißlich, wie die Haut von Fischen oder die eines toten und gerupften Huhnes, durchscheinend und mit blauen Äderchen durchzogen. Die Finger haben sich eingekrallt, wie im Dunkeln lebende Wesen haben sie sich zurückgezogen.
Meist liegen die Hände meines Vaters einfach ruhig da auf der Bettdecke. Dann scheinen sie mir wie abgelegte Werkzeuge, die nicht mehr gebraucht werden. Er benutzt seine Hände nicht mehr, weder um einen Löffel oder eine Gabel zum Mund zu führen, noch um ein Glas oder eine Tasse zum Trinken zu halten.
Bei einem Besuch im Spätsommer fuhr ich ihn im Rollstuhl hinaus in den Garten. Ich nahm vom Boden drei Äpfelchen, so groß wie Tischtennisbälle, und legte sie ihm in die Hände, und er nahm sie. Dann bildete ich mit meinen Händen eine Schale, er legte die Äpfelchen hinein und so wurde ein Spiel daraus. Manchmal forderte ich ihn auf, sagte

zu ihm: Gib sie mir. Dann gab er sie mir wieder, legte sie in meine Handschale und ich gab sie ihm zurück. Er konnte es lange spielen, das Apfelspiel. Endlos. Das Nehmen und das Geben. Endlos. Eins zum anderen.

Isolation

Warum ist dies so? Warum verlieren viele Menschen mit Demenz meist das gesamte soziale Umfeld? Warum wenden sich Freunde, die einen schon ein Leben lang begleiten, ab? Wer beschleunigt die Isolation?
Sind es solche Glaubenssätze wie: „Sie weiß eh nicht, dass ich da bin? Sie bekommt eh nichts mit?“ Oder: „Behalte sie so in Erinnerung, wie sie war. Sie hat sich so verändert“, sagte der Ehemann zu einer früheren Freundin seiner Frau. Würde die Person mit Demenz dies auch so sehen? Würde sie das auch sagen? Oder ist es eine Art von Scham der Angehörigen und der nahen Freund:innen, die die Kontakte langsam ausschleicht?
Oder eine andere Frage, die ich oft in Bezug auf meinen Vater gehört habe: „Meinst du, er erkennt mich überhaupt noch?“
Kann ich nur mit jemandem zusammen sein, Zeit verbringen, wenn er oder sie mich auch erkennt? Vermutlich auf längere Sicht schon, wenn ich nicht verwandt bin. Denn wieso sollte ich mit jemandem Zeit verbringen, wenn ich danach das Gefühl habe, dass die Person gar nicht mitbekommen oder verstanden hat, dass ich die Uraltfreundin aus dem Chor bin. Wieso sollte ich regelmäßig zu Besuch kommen, wenn die Person nicht weiß, dass ich es bin oder

es im nächsten Moment vergessen hat. Eventuell ist es so, dass die Freundschaft nur von einer Seite genährt wird. Während die Person mit Demenz in völlig anderen Sphären und Welten unterwegs ist, sitzt die Freundin am Tisch, versucht ein Gespräch, erzählt Neuigkeiten aus dem Chor und bekommt zunehmend das Gefühl, nicht gehört und nicht wahrgenommen zu werden. Dies könnte ein Erlebnis sein, das, falls es öfters passiert, seinen Reiz verliert. Dann muss ich auch nicht hingehen, oder doch? Gerade trotzdem?
Wechselt jemand, der an Demenz erkrankt, automatisch sein soziales Umfeld?
Vermutlich ist es so, dass vor allem Freundschaften so gestaltet sind, dass man etwas geben und wieder etwas erhalten will. Was sollte ich als Freundin tun, wenn meine Nachbarin, die jahrelang zum Turnen mitging, mich nicht mehr erkennt? Vielleicht ist es ganz normal, dass man sich als Freundin zurückzieht. Vielleicht ist es, als ob man sich auseinanderlebt mit der Zeit, die die Demenz dauert, mit den Jahren.

Neue Kontakte

In den Pflegeeinrichtungen, in den Betreuungsgruppen am Nachmittag oder in der Tagespflege gibt es neue Kontakte. Die Betreuenden und die Pflegenden, aber auch die Mitbewohner:innen zum Beispiel in der Wohngemeinschaft nehmen diese Menschen mit Demenz so, wie sie jetzt sind, ohne sie mit der Person, die sie früher einmal waren, zu vergleichen.
Diese neuen Beziehungen in der Einrichtung sind nicht überfrachtet mit „emotionalem Ballast“ aus dem vergangenen Leben. Schicksalsschläge, alte Verletzungen, Enttäu-

schungen, aber auch vielleicht die Trauer um verlorenes Schönes färbt die momentane Gefühlswelt nicht ein oder trübt sie. Zumal es bekannt ist, dass Menschen mit Demenz Stimmungen um sich herum deutlich, wenn nicht sogar verstärkt, wahrnehmen und sie sich darin mitbewegen, ohne die Quelle einordnen zu können. Diese neuen Kontakte können unbeschwert gelebt werden. Da ist niemand, der um mich oder um das Erlebte trauert und in einem fort mit dem Schicksal hadert. Da ist niemand, der verzweifelt ist, und das fühlt sich gut an. So angenommen zu werden, wie man im Moment ist, ist wohltuend, ja wunderbar.

Loslassen

„Wir waren immer füreinander da, warum sollte dies jetzt anders sein?“
„Ich liebe ihn, er ist mein Mann, ich will ihn nicht in fremde Hände geben.“
„Wir schaffen das gemeinsam!“
Vielleicht unausgesprochen:
Was denken die Nachbar:innen?
Ich bin es ihm schuldig.
Er war auch für mich da, als ich krank war.
Aber wie sieht das aus und wie gestalten sich Jahre im Alter? Wie gestaltet sich der Alltag im Alter? Wenn man selbst gebrechlicher wird.
Es gibt so vieles im Laufe eines Lebens, was es loszulassen gilt: Wünsche, Träume, lieb gewonnene Menschen, Lebensbegleiter:innen, Freund:innen, die eigene Kompetenz, das eigene Können, die Kinder, die körperliche Fitness …

Wer denkt, dass man eine:n Angehörige:n mit einer Demenz bis zum Schluss in der eigenen Häuslichkeit versorgen kann, hat einen sehr hohen Anspruch an sich. Es ist eine Herkulesaufgabe und es kann sein, dass man selbst vor Erschöpfung krank wird. Diese große Herausforderung kann gelingen. Doch ist es wichtig, sich gut zu vernetzen, sich frühzeitig Hilfe zu holen und abzugeben und loszulassen.
Diese Lebenssituation, dieser Lebensabschnitt kann schier unendlich und kräftezehrend sein. Mit den eigenen Ressourcen haushalten und dennoch da sein für jemanden, der alt und gebrechlich ist, ist eine Gratwanderung, und manch eine:r ist schon (ab)gestürzt. Viele Angehörige, die reflektiert und aufmerksam sind, auf sich achten und abgeben und sich Pausen gönnen und rechtzeitig Hilfe holen, sind trotzdem gestrauchelt. Sie sind selbst früher gealtert und haben sich nur schwer von den jahrelangen Anstrengungen erholt. Vor allem dieses tagtägliche Sorgen und Kümmern über Jahre ist das, was zehrt. Viele Angehörige brennen über Jahre aus, werden selbst krank. Der Körper meldet sich. Da machen die Gelenke nicht mehr mit, die Knie, der Rücken, unter der schweren Last gebeugt. Nachts findet man keine Ruhe und keinen Schlaf mehr. Dieses ewige sich sorgen, sich nicht mehr zu helfen wissen. Über Jahre nicht mehr frei von Sorge sein und sich kümmern, sich gequält fühlen vom Schicksal, gequält von der Dauerbelastung und dem Sich-verantwortlich-Fühlen.
Zu allem dazu kommen die Erschütterungen des Alltags durch unvorhersehbare Ereignisse. Der Vater ist gestürzt, muss ins Krankenhaus. Hat er sich etwas gebrochen? Der Sohn, der sich kümmert, ist im Urlaub, die Tochter muss zu den Schwiegereltern, dort ist auch Not am Mann. Die

Nachbarin, die mal aushilft, ist verhindert. Wer besucht den Vater im Krankenhaus? Wer bringt ihm frische Wäsche? Spricht mit den Ärzt:innen? Und dies passiert genau dann, wenn die Mutter, die den Vater versorgt, am nächsten Tag selbst einen wichtigen Arzt- oder Kliniktermin hat … Solche Häufungen unglücklicher Geschehnisse erscheinen wie eine Heimsuchung und die Bewältigung und die Lösung solcher Verquickungen kann manchmal nur der nächste Schritt sein, vielleicht in Richtung einer Pflegeeinrichtung. So schnell kann das System kippen. So schnell kann sich zeigen, wie gut die Familie zusammenhält und wie sich alle einbringen können und müssen. Oder es kann auch einfach ein Anzeichen sein, dass die Belastungsgrenze endgültig erreicht ist.

Begleiten, begleiten, begleiten auf vielerlei Art!

Als Tochter, als Sohn kann es sein, dass eine etablierte Versorgungssituation über Jahre gut läuft. Es klappt alles. Die Eltern kommen noch gut zurecht. Es geht als „Kind" vielleicht nur darum zu begleiten, da zu sein. Hilfe in bestimmten Momenten anzubieten. Einmal in der Woche einkaufen, mal zum Arzt, mal zum Friseur, mal auf einen Besuch im Gasthaus, einmal in der Woche die Wohnung putzen …

Es kann sein, dass die Mutter über hundert Jahre alt wird, und dann fährt die Tochter zweimal in der Woche zu ihr ins Heim, besucht sie, bringt ihr ein Stück Kuchen und geht mit ihr spazieren. An den Tagen, an denen sie nicht kommt, ruft sie abends kurz an. Immer zur gleichen Zeit.

Es kann sein, dass die Ehefrau eine Demenz hat und der Ehemann jeden Nachmittag zur gleichen Zeit kommt und

mit ihr spazieren geht, Kaffee trinkt, da ist, einen Apfel isst und dann nach zwei Stunden wieder geht. Es kann sein, dass dieses Besuchsritual über Jahre so praktiziert wird.
Es kann sein, dass sich die Situation durch einen Sturz verändert und dann wieder alles neu organisiert und arrangiert werden muss.
Es kann sein, dass …
Es kann so vieles sein.

Das große Warum …

… und ewige Hinterfragen. Warum ist das so gekommen? Warum muss ich das erleben? Dieses Nichtannehmen, im Hadern und im Widerstand leben raubt Kraft und zermürbt und macht auf Dauer krank.

Annehmen

Es ist eine hohe Kunst, die Dinge des Lebens anzunehmen und das Jetzt so zu leben, wie es ist. Es ist eine große Herausforderung, die Demenz eines Partners oder einer Partnerin anzunehmen und ein gutes Leben zu haben. Trotzdem!
Da kommt natürlich die Frage nach der eigenen Resilienz. Wie gelingt es mir, im Leben die Dinge anzunehmen und das Beste daraus zu machen? Wie gelingt mir der Satz: *Gibt dir das Leben eine Zitrone, mach eine Limonade daraus.*

Vielleicht schließt sich ein Kreis ...

Kürzlich hörte ich von einer Bekannten in meinem Alter, dass sie sich völlig überfordert fühle, weil ihre Mutter an Demenz erkrankt sei. Sie haben seit Jahren nur sehr sporadisch Kontakt. Wie solle sie das bewerkstelligen? Über Hunderte von Kilometern Entfernung die Sorge übernehmen? Die Mutter, mit der sie als junge Frau vielleicht gebrochen hatte, an der sie sich abgearbeitet und gerieben hatte, brauchte jetzt ihre Unterstützung, ihre Hilfe! Immer gab es schon bei kurzen Besuchen Streit und Diskussionen. Immer gab es Konflikte, deren Lösung unmöglich schien. Die wenigen Besuche und Treffen im familiären Kreise waren schwierig und oft gingen alle verzweifelt und in ihren unversöhnlichen Positionen bestärkt auseinander.
Wie sollte die Tochter sich jetzt kümmern?
Wahrlich ein weiter Weg, eine große Herausforderung und gleichzeitig eine große Chance!
Es ist die Chance auf Auseinandersetzung, auf die Veränderung des Blickes auf die Dinge, auf die Familie, in die sie geboren wurde und in der sie aufgewachsen ist. Es ist die Chance, sich auszusöhnen, mit Tränen und seelischen Schmerzen. Die Möglichkeit, Widerstände, die uns lähmen, aufzulösen. Alte innerfamiliäre Kränkungen emotional zu bearbeiten und abzulegen. Es geht vielleicht darum, sich aufzumachen, um durch dieses Tal der Schmerzen, durch diese Katharsis, die uns das Schicksal auferlegt, zu gehen. Den endlos scheinenden und mühevollen Weg zu beschreiten und über das eigene Herz zu den eigenen Wurzeln zurückzukommen.
Umso vielleicht eigene Stärke neu zu finden.
Vielleicht gibt es einen Satz: „Ja, das habe ich von ihr.“

Vielleicht ist das gar nicht das Schlechteste, sondern eine Eigenschaft, eine Fähigkeit, die mich ausmacht, mich selbst mit Stärken zu sehen.
Vielleicht ist der Satz: „Du bist wie deine Mutter“, oder: „Du ähnelst immer mehr deiner Mutter“, gar nicht unbedingt das schlechteste Kompliment. Auch wenn wir es als junge Frau sicher nie hören wollten.
Vielleicht, und das wünsche ich wirklich, vielleicht schließt sich ein Kreis. Vielleicht gibt es ein: „Ende gut, alles gut!“ Irgendwann einmal.

Die Sache mit dem endgültigen Abschied

Sterben Menschen mit Demenz anders als Menschen ohne Demenz?
Es kann sein, dass sie öfter zwischen den Welten hin- und herwandeln. Es kann sein, dass sie gehen, um dann wiederzukommen und noch länger zu verweilen. Sei es aus einem organischen Geschehen heraus, vielleicht aufgrund einer Minderdurchblutung im Gehirn oder einer instabilen Kreislaufsituation.
Es kann sein, dass es dann nach Monaten wieder Thema ist, das endgültige Gehen.
Es kann sein, dass das Sterben und der Abschied lang herbeigesehnt wurden.
Es kann sein, dass das Sterben wie eine Erlösung erlebt wird.
Es kann sein, dass das Sterben völlig anders ist, als es sich alle gedacht hatten. Als es sich alle je vorgestellt hatten.
Es kann so vieles sein, das mit dem Sterben einhergeht.
Was es auch immer ist:

Es ist eine richtig große Sache, wenn ein Elternteil stirbt. Egal, ob die Person eine Demenz hatte oder nicht.
Es ist ein großer Abschied!
Was gut wäre:
Wenn die Begleitung auf diesem letzten Weg umsorgend und liebevoll ist.
Wenn der letzte Weg in Würde und ohne Schmerzen und vermeidbares Leid gegangen werden könnte.
Wenn es ein bewusst erlebter und gelebter Abschied ist.

Dann kann Freund Hein kommen, dann kann ich gehen …

Sie feierten das Leben und den Tod

In der Demenz-WG. Es war ein ungewöhnlich milder, fast frühlingshafter Tag im November mit Temperaturen um die 15 Grad und sonnig. Der Bewohner Herr B. feierte seinen neunzigsten Geburtstag. Er war sehr glücklich und stolz, dieses hohe Alter erreicht zu haben. Er saß im sonntäglichen Staat im Wohnzimmer und empfing seine Gratulant:innen. Der Bürgermeister kam. Es gab Sekt und Häppchen. Zwei Musikanten spielten mit Geige und Klarinette fröhliche Weisen. In der Nacht zuvor war Frau C. gestorben. Ihr Leichnam war aufgebahrt. Sie war schön gekleidet, ihre Hände gefaltet, auf ihrer Brust ein Sträußchen Blumen. Friedlich lag sie da. Die Gäst:innen, die kamen, tranken Sekt und stießen mit Herrn B. an, dann irgendwann zwischendurch gingen sie in das Zimmer von Frau C., um sich von ihr zu verabschieden. So feierten alle das Leben und den Tod unmittelbar an diesem milden Novembertag.

Der rote Milan

Ich erhebe mich.
Ich löse mich von allem Irdischen und steige auf.
Lasse mich gleiten durch die Lüfte.
Lasse mich fallen und steige wieder auf.
Ich fliege über Häuser und Dörfer,
über mein und dein Zuhause.
Ich fliege über die Felder,
wie sie daliegen; kahl und winterlich.
Ich fliege hoch in den sanft blauen Himmel mit seinen leichten, weißen Wolken.
Ich lasse mich fallen und steige wieder auf.
Ich bin frei.
Du siehst mich. Du musst nur hochschauen.
Ich bin der rote Milan.

Schlusswort und Ausblick

Wir sind am Ende der literarischen Reise durch das Land des Vergessens. Gesagt und genannt ist längst nicht alles. Was bleibt, ist eine Einladung zu einer veränderten Herangehensweise an das Thema Demenz, ein Perspektivwechsel. Es geschieht vieles, was in die richtige Richtung geht.
Es gibt viele Gemeinden, die „ihre Alten" in kleineren Einrichtungen unterbringen und so den großen profitorientierten Pflegeheimen entgegenwirken.
Es gibt Filme im Kino über Menschen mit Demenz, Dokumentationen und Gesprächsrunden im Fernsehen.
Fortbildungen und Schulungen für Angehörige und Pflegende werden angeboten.
Es gibt Bestrebungen von vielen Einzelpersonen und karitativen Einrichtungen, das Thema Demenz mehr und mehr in unsere Gesellschaft hineinzutragen.
Es gibt neue Modelle der Versorgung von Menschen mit Demenz, bei denen die Menschen, so lange es geht, in ihren Familien und in ihrem gewohnten Umfeld bleiben.
Es gibt im Internet viele Informationen und Foren zum Austausch.
Wir können uns gut informieren, das ist wichtig und hilfreich.

Wünsche

Es wäre schön, wenn es uns als wachen und achtsamen Menschen gelingen könnte, mit weniger Ängsten und einer abnehmenden Tabuisierung von Alter, Demenz und Tod dem letzten großen Abschnitt unseres menschlichen Daseins gegenüberzutreten. Es wäre schön, wenn wir diesen Abschnitt mehr und mehr in unsere Gesellschaft und in unser so unendlich scheinendes Leben einbeziehen könnten. Es wäre schön, wenn es solche „Demenzdörfer" wie in den Niederlanden, in denen Menschen mit Demenz leben, gar nicht bräuchte.
Es wäre schön, wenn unsere Vernetzungen nicht nur virtuell zunähmen, sondern auch in der realen Welt. Wenn wir in unserem direkten Umfeld uns mehr aufeinander verlassen könnten und mehr gesehen würden. Es wäre schön, wenn wir auf eine gesunde Art einer Anonymisierung entgegenwirken könnten und unsere Welt einfach menschlicher, wärmer und dadurch glücklicher werden würde. Luft nach oben ist immer.

In diesem Sinne
Ihre Rita Lamm